ro
ro
ro

ro
ro
ro

CLARA LOUISE

Über mir die Wolke

Eine hoffnungsvolle
Geschichte für
dunkle Tage

Rowohlt Taschenbuch Verlag

Originalausgabe
Veröffentlicht im Rowohlt Taschenbuch Verlag,
Hamburg, November 2021

Covergestaltung zero-media.net, München
Coverabbildung Clara Louise; FinePic®, München
Satz aus der Chronicle
bei Dörlemann Satz, Lemförde
Druck und Bindung CPI books GmbH, Leck, Germany
ISBN 978-3-499-00600-5

VORWORT

Als ich meinen Freunden von dieser Buchidee erzählte und den Titel und die Wolke erwähnte, um die es gehen würde, nickten alle gleich verständnisvoll, wohl wissend, wofür in ihrem eigenen Leben die Wolke steht.

Sie ist ein Symbol für etwas, das zuweilen schwer auf den Schultern lastet, die Sicht einschränkt, den Himmel für eine gewisse Zeit verdunkelt. Ich glaube, jeder Mensch hat von Zeit zu Zeit seine eigene Wolke, aber manchmal bleibt sie länger, und dann unterscheidet sie sich von einem kurzen Tief. Für jeden, der von ihr betroffen ist, nimmt sie eine andere Form an: Die eine türmt sich hoch auf, ist laut und bedrohlich, die andere vielleicht kleiner und dafür hartnäckig. Welche Gestalt sie auch annehmen mag, wichtig ist, dass wir miteinander sprechen – über die dunklen Tage im Leben, die verhagelten, die grauen, die mit den tiefhängenden Wolken, die Tage, an denen wir die Verbindung zu verlieren drohen – zu uns und zur Welt.

Allein zu wissen, dass es anderen Menschen wie uns ergeht, kann tröstlich sein und uns stärken. Manchmal mögen wir glauben, wir seien nur dann liebenswert, wenn wir «leicht» sind, wie meine Protagonistin Lina, deren Geschichte ich in diesem Buch erzähle. Doch zum Glück erfährt sie, dass dem nicht so ist, und im Laufe dieser kleinen Erzählung wird sie immer wieder überrascht – von

Menschen, sich selbst, dem sich stetig wandelnden Wetter. Diese überraschenden Momente und Wendungen im Leben sind es, die uns zeigen, dass es sich lohnt, die Hoffnung nicht zu verlieren.

Jeder Sturm fühlt sich anders an, jede Wolke ist einzigartig, so wie jeder Mensch, weshalb es auch kein Patentrezept gibt im Umgang mit Schlechtwetterfronten, keine festgelegten Lösungen.

Dennoch, ein paar Dinge habe ich gelernt, die mir geholfen haben – und wer weiß, vielleicht helfen sie auch dir, liebe Leserin, lieber Leser. Eines weiß ich ganz genau, eine Gemeinsamkeit haben Sturm wie Gewitter: Beides geht vorbei.

In all den dunklen Tagen, und davon gab es bisher reichlich in meinem Leben, habe ich mir eines deshalb immer im Herzen bewahren können: einen Funken Hoffnung. Diesen Funken und meine Erfahrungen möchte ich mit dir teilen. Das Leben ist lebenswert, und jeder Moment birgt eine neue Chance, um dies zu erkennen.

Alles Liebe
Clara Louise

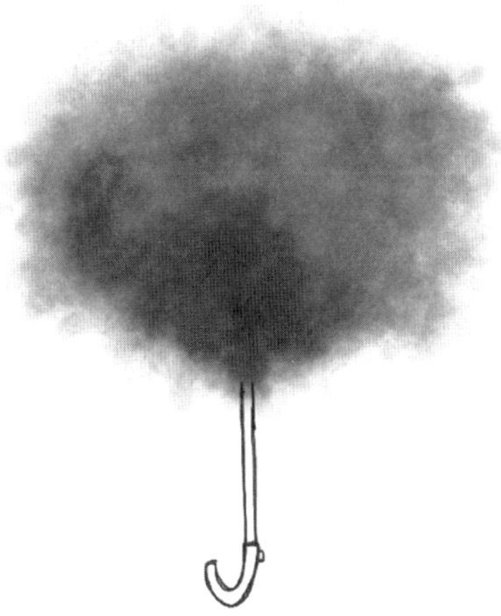

Meine Wolke

Alle kennen sie,
doch meine ist anders.
Sie zieht nicht mehr davon,
bleibt stur über mir hängen.

Dicht und dunkel schwebt sie da,
kein Licht dringt durch sie hindurch,
in ihr tobt ein grausamer Lärm,
der mich nicht mehr ruhen lässt.

Renne ich vor ihr davon,
dann folgt sie mir.
Bleibe ich liegen,
so liege ich im Wolkenbett.

Meine Wolke,
sie ist mein Schatten.
Sie kam plötzlich,
ich war nicht vorbereitet.

Ich schloss die Augen,
wollte nicht sehen,
was mein Spiegelbild mir offenbarte,
doch selbst dann spürte ich sie,
spürte, wie sie meine Augen mit Regentropfen füllte.

Jetzt ist sie da,
und ich habe vergessen,
wie die Zeit vor ihr war.
Ich weiß gar nicht mehr,
wer ich selbst noch bin.

Verstummt bin ich durch die Wolke,
den Nebel, der mir in der Kehle brannte,
bis irgendwann eine Hand vor meinen Augen erschien
und ich nicht anders konnte,
als nach ihr zu greifen.

Jetzt stehen wir hier zusammen unter den Wolken,
und es tut ein bisschen weniger weh.
Seitdem ich weiß,
dass ich nicht mehr alleine bin,
seitdem weiß ich auch,
ich werde den Sturm überstehen.

1

Es geschah wie aus heiterem Himmel, an einem Montag. Der Tag in der Woche, vor dem ich mich am meisten fürchtete. Es war Herbst. Die ersten Blätter fielen von den Bäumen, und draußen wehte ein Wind, der die Kälte ins Land brachte. Er wusste, was er tat, dieser starke, selbstbewusste Wind, trat bestimmt in den September, und wir alle schauten dabei zu, wie sich die Landschaften im Nu veränderten, wie sich die Blätter an den Bäumen verfärbten, alles im Wandel begriffen. Ich erinnere mich noch genau an diesen Morgen. Ich kann ihn förmlich einatmen, wenn ich an ihn zurückdenke. Plötzlich war sie da – die Wolke.

Ich lag reglos im Bett und spielte dieses Spiel, hatte die Augen geschlossen und war doch wach. Ich sah kleine Lichteffekte, die durch meine Lider drangen, doch in mir war es dunkel. Manchmal macht mir das Angst, obwohl ich ja weiß, dass jeder Mensch in sich die Dunkelheit sieht, wenn er die Augen schließt.

Allein bei dem Gedanken, was ich alles erledigen musste, wurde mir flau im Magen. Ich setzte mich auf die Bettkante und fühlte mich schwer, als drückte mich etwas nieder. Draußen war es grau, der Himmel verhangen, und in mir sah es kaum anders aus.

Alles an jenem Morgen wirkte wie hinter einem Schleier. Als hätte sich etwas zwischen mich und die Dinge geschoben. So kannte ich mich gar nicht. Eigentlich kam ich trotz meiner Sorgen morgens gut aus dem Bett, war immer pünktlich, immer zur Stelle. Ich funktionierte tadellos, wie ein gut gewartetes Gerät. Man konnte stets auf mich zählen. Meine große Stärke.

Andere Menschen standen für mich oft an erster Stelle, und so fand ich meinen Platz in dieser Welt, an einem Ort, wo man mich nicht so gut sehen konnte, vielleicht, das denke ich heute, auch ein Ort, an dem ich mich selbst nicht so gut sehen konnte.

Als ich an jenem Morgen einen Blick in den Spiegel warf, erschrak ich. Ich sah so aus, wie ich mich fühlte: niedergeschlagen, blass und über mir: die Wolke, kaum erkennbar, und doch war sie da, schwer, blaugrau, diffus und bedrohlich. Die Erklärung für einen grauen Morgen, für das Gefühl von Schwere und eine Kälte, die sich in mir breitgemacht hatte. Das Wetter hatte gewechselt, und es traf mich unvorbereitet.

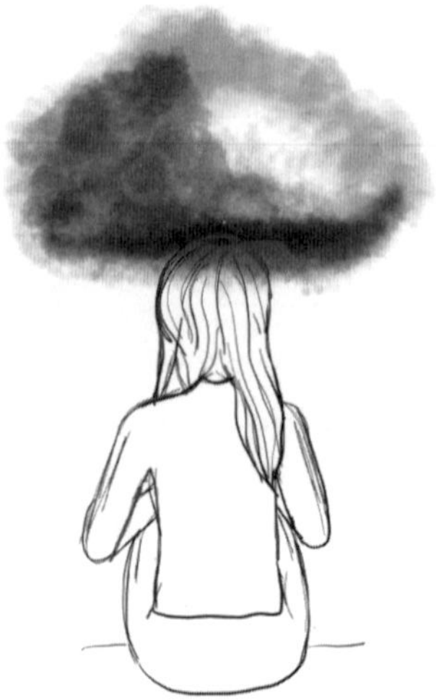

Sie bedeckt die Sonne,
den Mond, die Sterne.
Sie verdunkelt den Himmel,
den Tag, die Nacht.

2

Ich ignorierte die Wolke, oder besser: Ich versuchte es, obwohl ich wusste, dass sich schon lange etwas in mir zusammengebraut hatte. Ich hatte die Zeichen nicht bemerkt, und nun glaubte ich, keine Zeit zu haben, mich um das Tiefdruckgebiet zu kümmern, das in mein Leben Einzug gehalten hatte. Am Anfang hoffte ich noch. Vielleicht würde diese düstere Wolke zusammen mit dem flauen Gefühl im Magen von selbst wieder verschwinden, ganz so, wie sie gekommen war. Ich hatte sie schließlich nicht bestellt und konnte sie auch nicht gebrauchen. Mein Leben war angefüllt mit Aufgaben und Verpflichtungen. Ich opferte meine Zeit, um es allen recht zu machen. Ich wollte niemanden enttäuschen, und vor allem durfte ich auf keinen Fall eine Pause einlegen, denn ich konnte die Stille, die Zeit mit mir selbst, nur schwer ertragen. Dann überrannten mich meine Zweifel.

Monster wuchsen in mir heran, die mit tickenden Uhren hinter mir standen und mich antrieben, die dafür sorgten, dass meine Energiereserven zur Neige gingen. *Ist das wirklich das Leben, das du leben möchtest? Gefangen in einem bedrohlich tickenden Uhrwerk?* Das fragte ich mich oft und verspürte dabei stets eine panische Unruhe, sodass ich mich schnell wieder beschäftigte. Hektisch wütete ich durch die Tage. Ich lief durch mein Leben wie auf einem

Laufband, das niemals anhielt. Kleine Schritte, müde Beine, immer weiter, nur weiter.

In den ersten Nächten mit der Wolke wachte ich mit umwölkter Stirn auf und lag wach. Ich sorgte mich: Was würde nur werden? Was würden meine Freunde und Eltern sagen, wenn ich ihnen davon erzählte? Nein, das könnte ich auf keinen Fall! Sie würden mir nicht glauben – und selbst wenn ... Ich wollte ihnen nicht zur Last fallen.

Verbissen hielt ich mich an die Weisheiten, die ich verinnerlicht hatte: *Reiß dich zusammen. Du musst erst etwas leisten, bevor du eine Pause verdient hast.* Also kämpfte ich mich durch, eigentlich so, wie ich es schon lange getan, wie ich es gelernt hatte.

Der angespannte Kiefer, die Rückenschmerzen, der dröhnende Kopf – all das konnte mich nicht davon abhalten, funktionieren zu wollen. Mein Leben lang kämpfte ich schon darum, mein Bestes zu geben, und das würde ich auch jetzt tun: Leistung bringen.

Auf der Arbeit trat ich in Konkurrenz mit mir selbst, erledigte meine Aufgaben trotz der Erschöpfung, die sich in mir breitgemacht hatte. Doch Herausforderungen, die ich sonst mit Leichtigkeit angenommen hatte, türmten sich im Schatten der Wolke wie unbezwingbare Gebirge vor mir auf. Jeden Tag stieg ich steile Pfade hinauf, die kein Ende zu nehmen schienen. Hinauf, hinauf, immer weiter, bloß nicht stehen bleiben.

Und sosehr ich mir auch wünschte, die Wolke würde verschwinden, sosehr ich auch versuchte, sie zu ignorieren, sie blieb, wo sie war, und nahm immer mehr Raum in meinem Leben ein. Die Tage waren eingehüllt in einen dumpfen Nebel, der meine Sicht auf die Welt veränderte. Wohin sollte ich meine Schritte wenden, wenn ich um mich herum doch nur Dunkelheit sah?

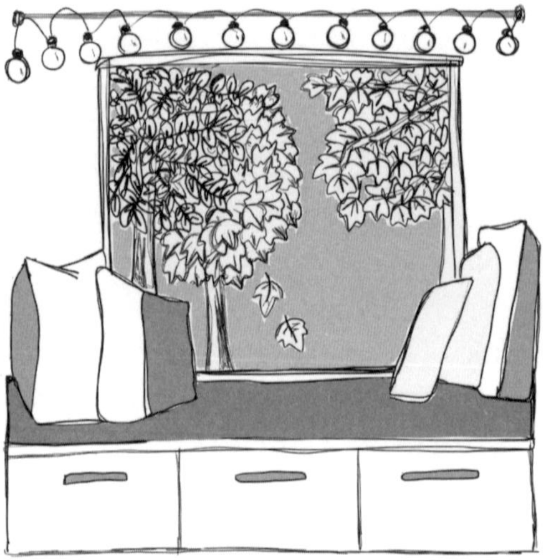

Durch meine Gedanken braust der Nordwind,
doch ich bin wie festgewurzelt am Boden.
Ich möchte fliehen, aber ich kann es nicht.

3

Von meinem Lieblingsplatz am Fenster konnte ich sehen, wie sich die Blätter an den Bäumen herbstlich verfärbten. Manchmal stellte ich mir vor, sie würden mir ihre Geschichte erzählen. Was sie in all den Jahrzehnten bereits gesehen und erlebt hatten. Auf der tiefen Fensterbank mit Kissen, die ich mir schon als Kind so sehr gewünscht hatte, kam ich mir sonst vor wie in einem kleinen, warmen, geborgenen Nest. Dort fühlte sich die Welt immer etwas leichter an, und ich konnte für einen Moment aus meinem Alltag entfliehen. Oben an der Decke hatte ich Lichterketten befestigt, um aus dem Platz so viel Romantik wie möglich herauszuholen. Doch in jenen verhangenen Tagen fühlte es sich anders an. Die Blätter mochten in der Herbstsonne noch so schöne Farben annehmen und vom Wind spielerisch durch die Luft gewirbelt werden, ich fand mich in einer Welt, in der die Sonne keinen Platz mehr hatte und sich kaum noch etwas bewegte. Es schien, als hätte jemand über Nacht alle Farben gelöscht und sie ausgetauscht gegen kühle Grautöne.

In der Reflexion des Fensters sah ich die Wolke. Schwer lastete sie auf meinen Schultern, und meine Augen füllten sich mit Regentropfen. Mein Herz, das raste wie ein Schnellzug dahin, den Gedanken hinterher, die auf den immer gleichen Gleisen im Kreis fuhren.

Wenn ich heute zurückblicke, dann sehe ich: Es hatte sich etwas verändert, oder es wollte sich etwas verändern, aber ich konnte nicht, noch nicht.

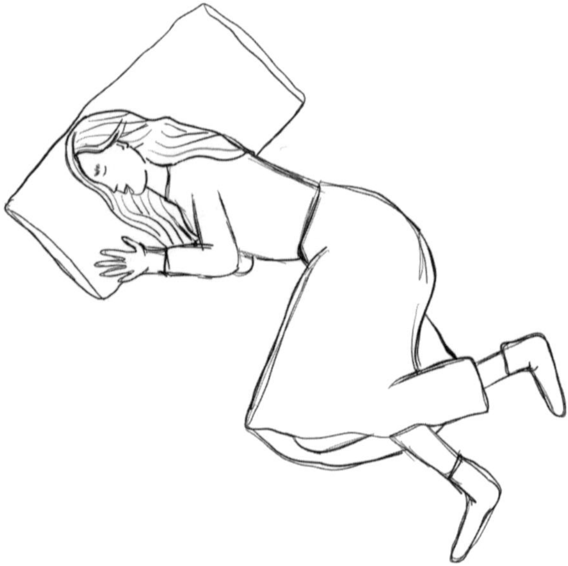

Zwischen uns ist etwas,
das kann man nicht mit bloßem Auge sehen,
nicht mit den Händen berühren, und doch
ist es stärker als jeder Sturm.
Wo auch immer du gerade bist, ich bin dir nahe,
und deshalb finde ich Zuversicht,
selbst in der Ferne.

4

In jenem Herbst traf ich mich mit Ella und Leo, die für mich so etwas wie eine Ersatzfamilie sind. Wir drei sind verbunden in der Erfahrung, dass die eigentliche Familie nicht immer den Schutz bietet, den man sich wünscht, und diese Gemeinsamkeit schweißte uns zusammen.

Wir vertrauen einander blind, und ich kenne ihre Geheimnisse, weiß um ihre Probleme. Ich war eine gute Zuhörerin, bin ich noch immer, bin eher leise, und das ist in Ordnung. Das weiß ich mittlerweile. Bei meinen Freunden musste ich nicht laut sein, um mir Gehör zu verschaffen – tiefgründige Stille, auch das gab es zwischen uns.

Doch damals fiel es mir schwer, die Verbindung zu ihnen aufrechtzuerhalten. Ich hatte das Gefühl, ich würde nicht mehr dazu passen. Unsere Gespräche erschienen mir furchtbar anstrengend und belanglos. Zwischen alles schob sich die dunkle Wolke, die immer allumfassender wurde, obwohl ich krampfhaft versuchte, sie vor den anderen zu verbergen. Doch je mehr ich mich bemühte, desto weniger sahen sie mich.

Ich befürchtete, unsere Freundschaft würde daran zerbrechen, also versuchte ich mit aller Macht, mich zurückzuhalten. Ich gab den beiden keine Chance, für mich da zu sein, aus Angst, sie zu verlieren. Ich hatte keine Lust mehr, gemeinsam auszugehen, keine Lust mehr auf lustige Abende und lange Gespräche. Alles, was für mich zuvor noch so normal war, erschien mir jetzt wie eine Lüge, und ich fand in mir nicht den Mut, die Maske fallen zu lassen und mich so zu zeigen, wie ich mich fühlte. Ich wollte nur noch, dass es aufhörte, dass sich diese undefinierbare Masse verzog, die immer mehr Raum in meinem Leben einnahm, und solange dies nicht geschah, wollte ich einfach nur, dass die Tage so schnell wie möglich vorbeizogen.

Natürlich blieb meinen Freunden nicht verborgen, dass ich mich verändert hatte. «Was ist denn los mit dir?», fragten sie mich irritiert. Sie sorgten sich um mich und wollten für mich da sein, aber ich wollte nur in Ruhe gelassen werden, weil ich keine Kraft mehr hatte. Sie gaben mir das Gefühl, mich erklären zu müssen, doch das konnte ich nicht. Es war anstrengend, sich immer neue Ausreden auszudenken. Ich wollte nicht, dass sie von der Wolke erfuhren, ich sorgte mich, was sie von mir halten würden, also blieb ich vage, unverbindlich. Immer und immer wieder beteuerte ich: «Es ist nichts, ich bin einfach nur ein wenig müde.» Und das war ich tatsächlich: furchtbar müde. Ich schlief schlecht, hatte keinen Appetit. Bis auf einen großen Widerstand fühlte ich kaum noch etwas in mir. Diese Leere und die Sprachlosigkeit, die die Wolke in mir auslöste, waren das Schlimmste. Ich war einsam, doch ich wusste nicht, wie ich mich selbst aus dieser Lage befreien konnte. Ich glaubte sogar, ich würde meine Freunde schützen, indem ich mich von ihnen entfernte. Ich wollte sie nicht in diese Dunkelheit hineinziehen. Am liebsten wäre es mir gewesen, sie hätten mich einfach vergessen. So musste ich zumindest nicht mit dem schlechten Gewissen leben, eine Last für sie zu sein. Dann, als sich die Wolke immer dichter um mich schloss und die Luft um mich herum immer dünner wurde, erreichte mich ein Brief, der alles verändern sollte.

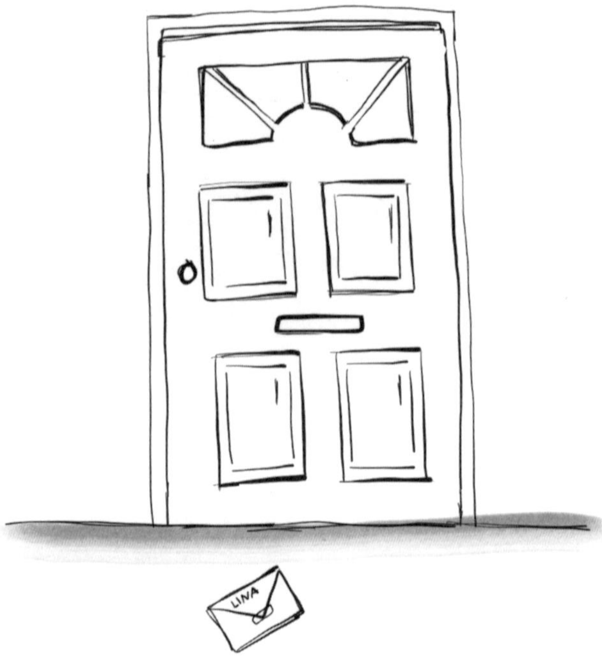
LINA

Dank einer stützenden Hand
kann man selbst am Boden immer wieder
dem Licht eines neuen Tages begegnen.

5

An einem Sonntagnachmittag spät im Herbst lag er einfach da. Still und leise unter der Wohnungstür durchgeschoben. Der Schein der Lichterketten an meinem Fenster flackerte auf dem alten Holzboden und tanzte unbeschwert auf dem Umschlag. Ein Anblick, der sich so tief eingebrannt hat, dass ich ihn jederzeit wieder hervorrufen kann. Immer wenn ich daran denke, huscht mir ein Lächeln über das Gesicht, und ein warmes Gefühl erfasst mein Herz. Ich hob den Brief auf, und mir wurde flau im Magen. Da war wieder diese Angst, die mit dem Erscheinen der Wolke immer größer geworden war. In dem Umschlag fand ich eine Karte. Zögerlich faltete ich sie auseinander.

Sei morgen früh um 7:00 Uhr am Hafen.
Wir zählen auf dich!

Mehr stand da nicht. Nur diese zwei Sätze, zwölf aneinandergereihte Wörter, die mir Rätsel aufgaben.

Ich stand wie festgewurzelt da und lauschte dem, was in mir vorging, las die Nachricht wieder und wieder. Der Sinn blieb der gleiche. Wer hatte mir das geschickt? Welche Absicht verfolgte die Absenderin? Oder der Absender? Was sollte ich am Hafen? Und wo genau sollte ich eigentlich hin? Der Hafen war riesig! All diese Fragen gingen mir durch den Kopf, und in mir geriet ein ganzes Gedankenorchester aus dem Takt, spielte wild auf und wurde dabei immer lauter. Ich sollte einfach so zum Hafen fahren, nur wegen einer seltsamen Nachricht? Nein, das würde ich nicht tun, auf gar keinen Fall! Ich würde diese zwei Sätze einfach ignorieren und vergessen, dass ich sie je gelesen hatte.

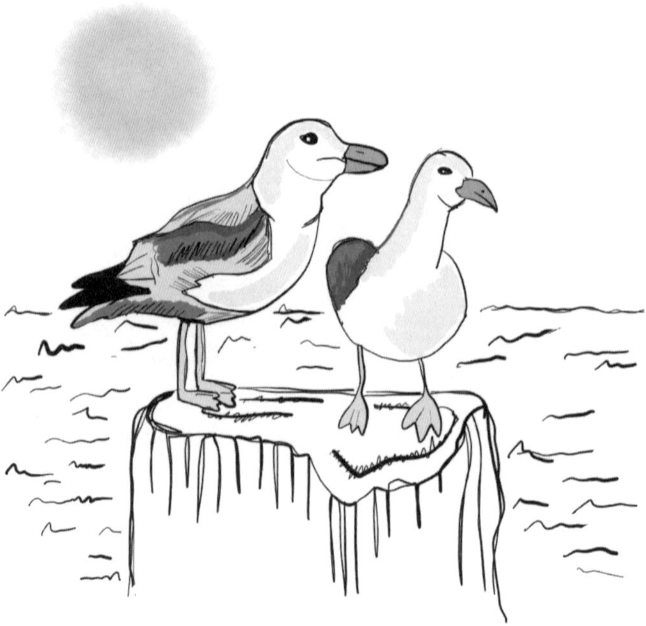

Nur wer Mut in sein Herz hineinlässt
und laut die Zeilen der Freiheit singt,
der wird sie hören, die überwältigenden
Gesänge des Lebens.

6

Die ersten Vögel wachten gerade erst auf und stimmten ihr Lied an, als ich am nächsten Morgen viel zu früh aus der Haustür trat. Es war noch dunkel, und Nebel waberte durch die Straßen der Stadt. Die Kälte brannte mir auf den Wangen. Es hatte mich alle Kraft gekostet, meine Wohnung zu verlassen und eine neue Richtung einzuschlagen. Aber hier war ich nun, auf dem Weg zum Hafen, und es fühlte sich zu meinem Erstaunen besser an, als alles, was ich in den Wochen zuvor getan hatte.

Die Wolke hatte die ganze Nacht über keine Ruhe gegeben und sich drohend über mir aufgewölbt. Um 4:00 Uhr morgens hatte ich genug. Ich hatte genug davon, mich in meinem Bett gefangen zu fühlen, an der Herausforderung zu schlafen zu scheitern. Ich war aufgestanden, zum Mülleimer gegangen und hatte den ein paar Stunden zuvor zerknüllten Brief wieder herausgefischt, mich auf meine Fensterbank gesetzt, ihn glatt gestrichen und in den Händen hin und her gewendet, in der Hoffnung, etwas zu finden, das mich weiterbringen würde. Noch immer: zwei Sätze, zwölf Wörter, sonst nichts. Als ich die Karte wieder in den Umschlag zurückschieben wollte, fiel mir etwas auf: Das Innere war bedruckt. Vorsichtig faltete ich den Umschlag nach außen. Und tatsächlich: Auf der Innenseite war eine Karte des Hafens abgebildet, darauf eine Markierung an einem Ort, den ich gut kannte. Hier hatten Leo, Ella und ich oft nach einer durchfeierten Nacht mit einer Tasse Kaffee gesessen, um uns den Sonnenaufgang anzusehen. Ich ließ den Brief sinken. Ich hatte noch immer Angst. Mein Herz pochte, als wollte es mir jeden Moment aus der Brust springen. Ich war noch immer müde und fühlte mich zerschlagen, aber ich wusste, so konnte es nicht weitergehen. Im Rückblick war es, als hätte ich wochenlang verloren auf See getrieben, und plötzlich war da eine Rettungsleine. Es mag absurd klingen, aber das Schwierigste war, danach zu greifen. Ich nahm all meinen Mut zusammen und streckte die Hand aus, vielleicht war es die letzte Chance, nicht unterzugehen?

Ich stieg in die Bahn Richtung Hafen. Dort angekommen, ging ich hinunter zur Uferpromenade. Die Möwen saßen schlafend da, aufgereiht wie an einer Perlenschnur, die Köpfe im Federkleid versteckt. Das Wasser schwappte leicht an die Hafenmauer, und ich kam an einigen Schiffen vorbei, die träge auf den Wellen hin und her schwankten. An den Masten bewegte sich das Tauwerk im Wind. Wie der Klang eines Glockenspiels. Einige der Schiffe sahen elegant und teuer aus, robust und verlässlich, wieder andere machten den Eindruck, als wären sie hier im Hafen besser aufgehoben, als auf hoher See. Es roch nach nassem Asphalt, Meer, Kälte und Freiheit. Ich sah auf das Wasser, auf dessen Oberfläche sich, ganz zaghaft noch, das erste Licht des Tages abzeichnete. Bald würde die Sonne aufgehen und alles in ein goldenes Kleid hüllen. Die Wolke nahm ich kaum noch wahr, doch dafür riefen meine Gedanken umso lauter:

Was, wenn das hier ein großer Fehler war? Was erwartete ich mir denn? Ich stand morgens in aller Frühe einsam am Hafen, weil mir irgendjemand einen Zettel unter der Tür durchgeschoben hatte. War das nicht einfach nur wahnsinnig? Und noch dazu gefährlich? Ich zog die Karte hervor, um mich zu vergewissern, dass ich auf dem richtigen Weg war. Ich war nicht mehr weit von dem angegebenen Treffpunkt entfernt, da drang ein Lichtschein durch die dunstige Hafenluft. Es war wie in einem Film. Als hätte ein Regisseur angeordnet, den Scheinwerfer auf mich zu wenden. Vorsichtig ging ich darauf zu. Schritt um Schritt traten aus dem Dunst Umrisse hervor, und plötzlich lag er klar umrissen und hell erleuchtet da: ein alter Kutter. Obwohl ich es eigentlich nicht wissen konnte, war ich mir in diesem Moment trotzdem ganz sicher, dass ich angekommen war.

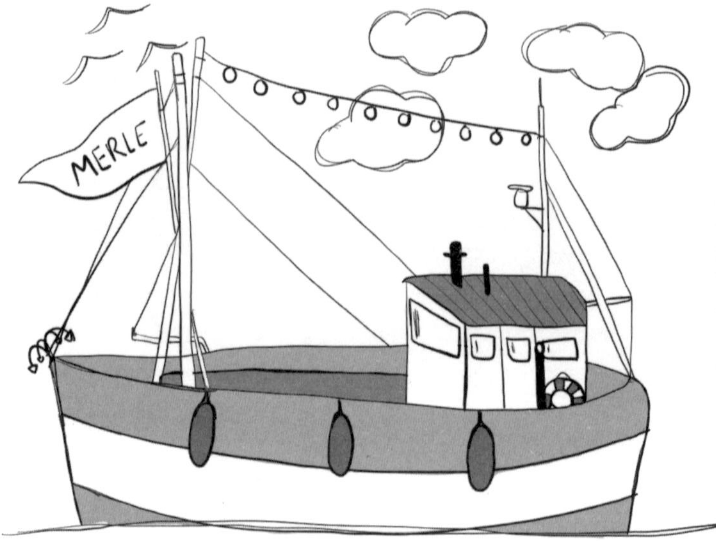

Das Leben ist wie eine Wundertüte,
die mit Neugierde auf das Ungewisse
geöffnet werden möchte.

7

Es war ein fast surrealer Anblick: Gut vertäut und von schunkelnden Glühbirnen beleuchtet, lag er mitten im Nebel: fast urig, verträumt und doch robust. Der Kutter hatte ganz offensichtlich schon mehrere Jahrzehnte auf dem Buckel. Aber obwohl das Holz, mit dem er verkleidet war, von vielen Fahrten auf See zeugte, war er gut gepflegt und erstrahlte in einem knallroten Anstrich. Ein schneeweißer Streifen Farbe zog sich rund um den Schiffsbauch und verlief parallel zur Reling, orangefarbene Rettungsringe waren an den Seiten des Bootes befestigt. An der Spitze des Mastes flatterte eine kleine, von der Sonne ausgebleichte Fahne im Wind. Sie war weiß, und darauf stand in marineblauer Farbe ein Wort, das ich nicht entziffern konnte. Ich kniff die Augen zusammen, ging ein paar Schritte näher und stolperte fast über einen Stapel Taue, als mich jemand ansprach: «Na, Mädchen, das freut mich aber. So früh haben wir dich gar nicht erwartet. Du heißt Lina, richtig? Bewunderst du unsere gute alte Seele?» Von der hölzernen Gangway stampfte ein bärtiger Mann mit Kapitänsmütze auf mich zu, bückte sich und drückte mir eine der Kisten in die Arme, die an der Hafenkante darauf warteten, an Deck gebracht zu werden. «Schiffszwieback», brummte er. «Kommt runter in die Kombüse.» Ich blieb wie angewurzelt stehen und brachte kein Wort heraus. «Einfach mir nach.» Er stampfte die Gangway wieder hinauf, offenbar rechnete er fest damit, dass ich ihm folgte, und instinktiv tat ich es auch. Ich balancierte die Gangway hinauf, um gerade noch zu sehen, wie der Kapitän unter Deck verschwand. Ich stellte die Kiste ab und sah mich um. Das Schiff, das von außen recht klein wirkte, gab erstaunlich viel Platz her. Hoch ragte der Mast über den abgewetzten Decksplanken auf. Die kleinen bunten Fähnchen, die an ihm befestigt waren, tanzten in der Morgenbrise, es gab sogar eine schmale Bank. Da meine Beine vor lauter Aufregung wie Pudding wackelten, wollte ich mich gerade auf sie sinken lassen, als der Kapitän wieder an Deck erschien. «So, jetzt komm mal her, Mädchen, damit ich mich noch einmal ordentlich bei dir vorstellen kann.» Er schüttelte mir kräftig die Hand. Sein Gesicht war wettergegerbt und eingerahmt von einem dichten weißen Vollbart, im Ohr trug er einen goldenen Ring. Er schob sich die Mütze ein wenig aus der Stirn, damit ich ihn besser sehen konnte. «Ich bin Kapitän Ole, ein guter Freund von Leo. Ich freue mich, dass du uns begleitest.» Ich brachte keinen Ton heraus. Leo? «Der Rest der Mannschaft ist sicher gleich da. Helga und Pit besorgen Lebensmittel und Krimskrams für die Überfahrt auf die Insel. Du wirst ganz fabelhaft zu unserer Mannschaft passen, da bin ich mir sicher. Leo hat nicht zu viel versprochen.» Er klopfte mir energisch auf die Schulter. Am liebsten hätte ich mich heimlich von Bord geschlichen. Doch bevor ich die Gelegenheit dazu bekam, trat ein schlaksiger Kerl mit rötlichen Haaren und einem Haufen Sommersprossen auf der Nase aus dem Ruderhaus, den Kapitän Ole mir als Kai vorstellte. «Eines Tages übernimmt der Junge den ollen Kahn hier. Wenn Helga und ich es uns auf einer Insel gemütlich machen und in Hängematten unseren Lebensabend genießen.» Er lachte tief aus dem Bauch heraus, und von dem hatte er reichlich. «Wie geht's unserem alten Motor?»

Der Junge wischte sich die ölverschmierten Hände an einem Tuch ab. «Du kennst ihn ja, er hat so seine Schwachstellen, aber es ist, wie es ist. Wenn man sich regelmäßig kümmert, genau hinhört, was er einem mit all dem Klappern und Pfeifen sagen will, hier und da was auswechselt, dann läuft er wie geschmiert.»

«Kai ist für die Wartung der Maschine zuständig.»

«Und für die gute Laune», warf Kai ein, und Kapitän Ole brummte: «O ja, das wirst du sicher auch noch feststellen.» Dann hielt er inne. «Das hätte ich ja fast vergessen!» Er zog einen zerknitterten Brief aus der Hosentasche. «Den hier soll ich dir von Leo geben, der alte Halunke! Lässt sich kaum noch bei mir blicken.» Unter seinem Bart lächelte er über das ganze Gesicht. «Alles klar bei dir?» Ich sah von dem Umschlag in meiner Hand auf. Es war einfach zu viel. Offenbar dachten die beiden, dass ich bei ihnen angeheuert hatte. Ich sah nach oben zu meiner Wolke, die sich zu einer dunklen Masse zusammengeballt hatte. «Da hat sich was zusammengebraut», flüsterte ich, mehr zu mir selbst und sah wieder zu Kapitän Ole, der meinen Blick aufmerksam erwiderte.

«Wir lassen dich mal deinen Brief lesen. Nimm dir die Zeit, die du brauchst.»

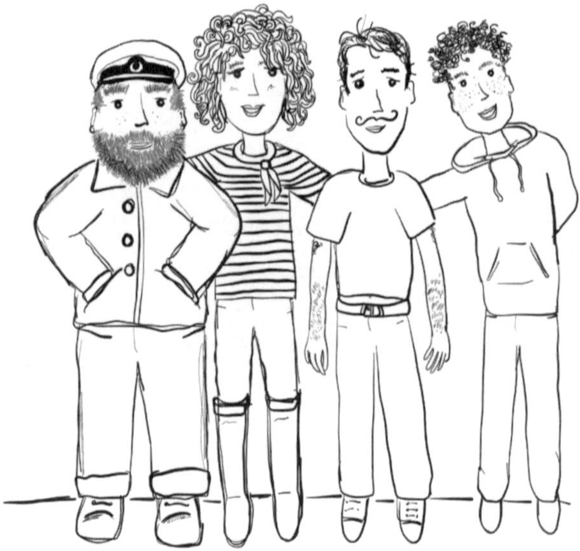

Wenn der Nebel dir den Blick auf die Weite
verwehrt, dann ist es an der Zeit, aufzubrechen
und zu erkunden, was diese Welt
für dich bereithält.

8

Liebe Lina,

wenn du das hier liest, dann hast du den ersten Schritt getan. Ich bin unglaublich stolz auf dich, dass du es gewagt hast. Ich weiß, du möchtest im Moment mit niemandem etwas zu tun haben. Ich kenne das auch: Manchmal braucht man einfach seine Ruhe. Auch wenn ich die Gründe für deinen Rückzug nicht kenne, möchte ich doch, dass du weißt, dass ich für dich da bin, wenn du mich brauchst. Auch wenn du es gerade nicht fühlst, du sollst wissen, dass mir unsere Freundschaft unglaublich viel wert ist. Du bist mir unglaublich viel wert.

Ich sehe ja, dass es dir nicht gut geht und dich seit Wochen etwas schwer bedrückt, und ich habe eine Bitte an dich, liebe Lina, beste Freundin seit unserer Geburt: Bleib mutig, auch wenn es schwer ist im Angesicht von aufziehenden Stürmen und in Zeiten der Hoffnungslosigkeit. Vertrau dich anderen an und mach dich auf die Reise. Kapitän Ole hast du ja sicher schon kennengelernt, er weiß bestens Bescheid über Schietwetter und alles, was dazu gehört. Er versteht es, auch wenn die See hochgeht, sicher zu navigieren. Ich habe eine Menge von ihm und seiner Mannschaft gelernt. Du bist stark, Lina, stärker, als du denkst. Also: Leinen los!

Dein Leo

PS: Wie man unter Seeleuten sagt: Wer über die Schwelle ist, hat die halbe Reise fast getan.

Die Schrift verschwamm vor meinen Augen, und dicke Tropfen platschten auf das Papier. Wie stellte Leo sich das vor? Ich schaffte es kaum, einen Fuß vor die Tür zu setzen, und jetzt sollte ich ein Schiff besteigen und mit wildfremden Menschen, die nicht wussten, was mit mir los war, und die mich womöglich nicht verstehen würden, aufs offene Meer hinausfahren? Als Kapitän Ole mir den Brief gegeben hatte, war ich damit von Bord gegangen und saß jetzt wie festgewurzelt auf einem Poller neben dem alten Kutter, war so in mich versunken, dass ich erst spät bemerkte, wie der Rest der Mannschaft eintraf. Zuerst kam eine große Frau mit blonden Locken auf mich zu. Ihre Wangen waren von der Morgenluft gerötet. Auf den Schultern trug sie zwei Kisten, randvoll mit Proviant, und rief mir im Vorbeigehen ein munteres Ahoi zu. Am Schiff angekommen, wuchtete sie die Kisten über die Reling hinauf zu Kapitän Ole, der sichtlich mit dem Gewicht zu kämpfen hatte. Sie wischte sich mit dem Ärmel ihres blau-weiß gestreiften T-Shirts den Schweiß von der Stirn und nahm Kai, der beim Einladen der Vorräte half, einen Sack Kartoffeln ab. Es hätte mich nicht gewundert, wenn sie sich auch noch den schlaksigen Kerl unter den Arm geklemmt und ihn mit Leichtigkeit an Bord getragen hätte. Sie war eine imposante Erscheinung, wie sie da an Deck stand und Kapitän Ole, den sie um eine Kopflänge überragte, kurz an sich drückte, um im nächsten Moment schon wieder mit anzupacken. Erst jetzt sah ich hinter ihr einen rundlichen Kerl. Im tiefhängenden Nebel hätte ich ihn fast nicht bemerkt. Er trug einen geschwungenen Schnauzbart, der prominent über seiner Oberlippe prangte und ihm einen französischen Touch verlieh. Unter seinem weißen Shirt, das ihm etwas zu eng war, blitzte ein Stück seines Bauchs hervor. Mit Blick auf den Proviant an Bord zog er einen kleinen Block aus der Hosentasche und hakte die einzelnen Posten mit einer schwungvollen Bewegung ab. Das musste dann wohl der Schiffskoch sein.

Das alles war mit einer solchen Selbstverständlichkeit vor sich gegangen, dass es mir nur noch surrealer erschien. Da saß ich in aller Herrgottsfrühe auf einem Poller, neben mir ein Schiff, das so aussah, als wäre es direkt aus der zusammengesponnen Geschichte eines alten Seebären entsprungen, darauf eine skurrile Mannschaft – ein Kapitän, wie er im Buche stand, ein rothaariger Schlacks, dessen Körper etwas zu groß für ihn wirkte, eine imposante Meerjungfrau mit ausgeprägter Muskelkraft und ein französischer Smutje mit Hang zu extravaganter Gesichtsbehaarung – und sie alle gingen offenbar wie selbstverständlich davon aus, dass ich, die keine Ahnung hatte von der Seefahrt, sie auf ihrer Reise begleiten würde.

«Hey, wirfst du mir mal das Tau hoch?»

Ich schrak zusammen. Während ich noch in Gedanken versunken war, hatte sich die Mannschaft darangemacht, den Kutter auf Vordermann zu bringen. Oben an der Reling stand die Meerjungfrau und lächelte mich erwartungsvoll an. «Nicht mehr lange, dann legen wir ab.»

«Bei dem Nebel?»

Die Meerjungfrau nickte. «Wenn der Nebel so dicht ist, fahren wir nicht bei voller Kraft und achten genau darauf, was vor uns liegt. Wir machen auf uns aufmerksam, blasen regelmäßig das Nebelhorn, um mit den anderen auf See in Kontakt zu bleiben. Glaub mir, mit der *Merle* sind wir schon durch alle Wetterlagen gekommen.»

Sie hielt inne, und für einen kurzen Moment hatte ich so ein Gefühl, das mich schon bei Kapitän Ole beschlichen hatte. Als könnte sie sehen, was die anderen nicht sahen. Als wüsste sie von meiner Wolke.

«Es kann schon mal schwierig sein, sich bei geringer Sichtweite zu orientieren, manchmal regelrecht beängstigend. Bin ich noch auf Kurs? Werde ich im nächsten Moment auf Grund laufen? Da tut es gut, zu wissen, dass man sich auf die Signale der anderen verlassen kann und nicht alleine ist, dass eigentlich immer jemand da ist, wenn man ihn braucht, auch dann, wenn man ihn gerade mal nicht sieht. Freut mich übrigens, dich kennenzulernen, Lina. Ich bin die Helga.» Das Lächeln auf ihren Lippen sprang auf ihr ganzes Gesicht über. «Und jetzt wirf mir mal das Ding hoch.»

Ich wickelte das Tau vom Poller und blieb unschlüssig an der Hafenkante stehen. Ich sah hinaus in den Nebel, dachte an meine Wohnung, in der ich mich längst schon nicht mehr sicher fühlte. *Mach dich auf die Reise,* das hatte Leo geschrieben.

«Ach, Mädchen», seufzte die Meerjungfrau. «Wer weiß es schon so genau?» Sie folgte meinem Blick hinaus auf das Wasser. «Wir können nie wirklich wissen, was kommt. Vielleicht scheint hinter der nächsten Biegung ja schon wieder die Sonne, aber das erfahren wir nur, wenn wir die Leinen losmachen und durch den Nebel hindurchfahren.»

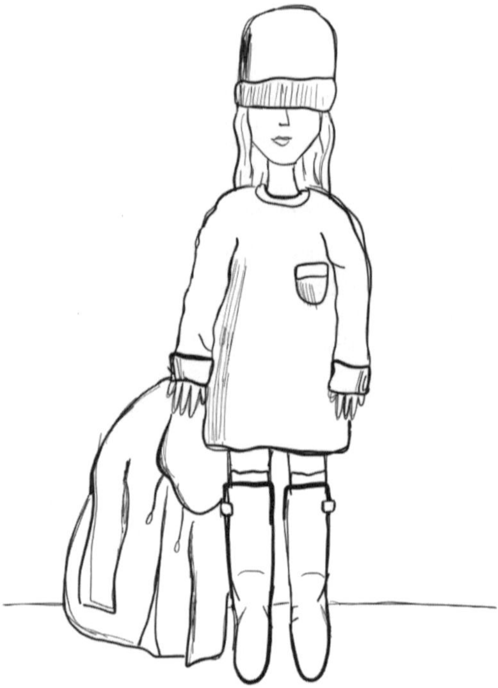

Eines Tages ist es so weit.
Du spürst, es ist da. Das, wonach du schon immer gesucht hast, das, was dein Herz bis zum Rande ausfüllt. Das lange Warten hat sich gelohnt, und all der Schmerz, der in dir lebt, ist nun verständlich, wird zu einer Erinnerung an das, was du bereits bewältigt hast.

9

Ich stand unter Deck der *Merle,* und Helga überreichte mir ein knallgelbes Regencape, zusammen mit einem viel zu großen dicken blauen Wollpulli, einer Mütze und Handschuhen. «Wie sagt man doch gleich? Es gibt kein schlechtes Wetter, nur schlechte Kleidung», schmetterte sie, worauf ich gequält die Mundwinkel nach oben zog und Helga in schallendes Gelächter ausbrach. «Ja, ich fand den Spruch auch immer fürchterlich.» Ein verschmitztes Grinsen tummelte sich in ihrem Mundwinkel. «Und noch schlimmer ist ja: Jedes nervige Sprichwort beinhaltet ein Fünkchen Weisheit und Wahrheit.» Obwohl ich sie gerade erst kennengelernt hatte, durchströmte mich in Helgas Gegenwart ein Gefühl von Verbundenheit. Sie strahlte eine Herzlichkeit aus, die mich wie eine wärmende Decke einhüllte und die nur wenige Menschen so furchtlos nach außen tragen.

Ich würde in einer gemütlichen Kajüte im Herzen der *Merle* schlafen. Die Bettwäsche und die bauchige Daunendecke in meiner Koje rochen frisch nach Waschmittel – darunter würde ich es an den windigen Herbsttagen auf See warm haben. Eine kleine Lampe hing über der Koje, die sich in eine Ecke des Raumes schmiegte. Für einen kurzen Moment stieg die Furcht vor dem Abend in mir auf, davor, nicht einschlafen zu können, vor den endlosen Gedankenkreisen und der Enge dieses Schiffes. Ich könnte ja nicht fliehen. Die Stunden vergingen nachts immer so langsam, und die Stille sprach laut von Einsamkeit. Doch in dem Moment, als ich wieder in mir selbst zu versinken drohte, drückte Helga mich kurz an sich. «Leg deine Sachen in Ruhe ab, und danach kannst du Ole bei seinem Rundgang auf der *Merle* Gesellschaft leisten. Er überprüft, ob unser Schiff für die Reise gut gerüstet ist. In zehn Minuten an Deck?»

Ich hörte sie die Treppe hinaufsteigen, streifte den Pullover über, der mir bis an die Kniekehlen reichte, und legte das knallgelbe Regencape an. In dem Spiegel neben der Tür sah ich mein Gesicht, blass und voller Fragen. Das Holz an den Wänden der kleinen Kajüte hätte sicherlich einige Geschichten zu erzählen gewusst – von den geheimen Sehnsüchten der Seeleute, den Wünschen, Hoffnungen, von den erloschenen Träumen. Und ich? Hatte ich überhaupt noch Träume, Sehnsüchte? Ich dachte an Helga, wie sie mich an sich gedrückt hatte. Es war lange her, dass sich jemand so um mich gekümmert hatte. Sie nahm die Dinge unbefangen in die Hand. Sie tat es ganz einfach, weil *sie* es so wollte. Für einen Moment hatte ich mich wieder wie ein Kind gefühlt, das sich nach der Wärme und Sicherheit seiner Mutter sehnte und endlich das bekam, was es so dringend brauchte.

Bevor wir ablegten, packten alle noch einmal mit an und überprüften, ob die Rettungsringe sicher befestigt und die beiden Rettungsboote fit waren, uns im Notfall sicher aufzunehmen.

Kapitän Ole nahm mich unter seine Fittiche. Voller Tatendrang stampfte er über das Schiff, zog hier etwas fest und vergewisserte sich dort, ob alles an Ort und Stelle war. «Es soll etwas windig werden da draußen – nichts allzu Wildes. Vor jeder Reise überzeugen wir uns davon, dass wir gut gerüstet sind. Wenn die See hochgeht, kommen wir so gleich viel gelassener durch die Wellen.»

Wir überprüften die Außenhaut der *Merle* – es gab mehrere Schrammen, der Kutter hatte auf seinen Reisen schon einiges erlebt und erlitten. Kapitän Ole sah sie sich genau an, strich sanft über den Rumpf. «Ich kenne dieses Schiff jetzt schon mein halbes Leben lang, bin mit ihm durch viele Stürme. Manchmal war's knapp, aber wir haben's noch immer geschafft. Die *Merle* hat ihre Macken, da ist es wichtig, genau hinzusehen. Wenn wir wissen, wo die Stellen sind, die ihr da draußen auf See zu schaffen machen, dann können wir besser für sie sorgen. Um diese winzigen Verletzungen zu erkennen, muss man die Außenhaut genau unter die Lupe nehmen, denn auch viele kleine Risse, denen man vielleicht im ersten Moment keine Beachtung schenkt, können sich zu einem echten Problem auswachsen.» Er winkte Kai zu sich. «Verstärkst du das hier noch?»

Über mir rumorte die Wolke und machte auf sich aufmerksam. Ich zog das Cape enger um mich. Trotz des dicken Pullis, steckte mir die Kälte in den Knochen. Mir war ein wenig mulmig zumute, wenn ich an das offene Meer und die Stürme dort draußen dachte. Wenn wir einmal auf See wären, was würde dann geschehen? Ich schwankte zwischen Fluchtinstinkt und dem Wunsch, trotz der Schwere, die auf mir lastete, etwas zu tun. Irgendetwas in mir, ein ganz kleiner Teil, wollte hinaus und die Stürme überwinden, doch die Angst und die Zweifel waren groß. Was, wenn ich es nicht schaffen würde? Was würden die anderen, was würde ich von mir denken? Es war laut in meinem Kopf, und ich hörte angestrengt den vielen Stimmen zu, die gegeneinander ankämpften.

Aber allzu viel Zeit zum Nachdenken blieb mir nicht. Ole stieg die Treppe zum Ruderhaus hinauf. Die Funkanlage sei besonders wichtig, meinte er. «Wir brauchen einander, gerade auf See, da hat dir Helga sicher schon ein paar Takte zu gesagt. Außerdem erhalten wir via Funk wichtige Nachrichten. Auf diese Weise werden wir von einem plötzlichen Wetterumschwung nicht so leicht überrascht. Aber davon erzähle ich dir später noch mehr. Jetzt ist es erst mal wichtig, dass wir Kontakt aufnehmen können: Sind wir auf Empfang? Und noch wichtiger: Sind wir auf Sendung? Bevor wir auslaufen, setzen wir einen Testruf ab. Einer der Seefahrer antwortet immer.» Er setzte einen Funkspruch an alle Schiffe ab, und es dauerte nicht lange, da knackte und rauschte es, und der Funkspruch eines Kutters ging ein. Obwohl die Stimme entfernt und verrauscht klang, beruhigte es mich doch, zu wissen, dass unser Ruf wahrgenommen und beantwortet wurde.

«So ist das hier bei uns, Lina. Auf See sind wir alle verbunden. Wir sind wie eine Familie und achten aufeinander. Man gibt und nimmt. Auch wenn wir einander nicht immer sehen, so können wir doch auf anderen Wegen in Verbindung bleiben. Es gibt da draußen jemanden, der antwortet, der helfen kann. Hier auf See weiß ich besonders zu schätzen, dass wir ganz auf das zurückgeworfen sind, was jetzt im Moment wirklich wichtig ist. Das kann uns an Land in all der Hektik schon mal verlorengehen.» Ole blickte für einen Moment schweigend hinaus in die Ferne. «So, und jetzt lauf rüber zu Kai, der wirft im Maschinenraum einen letzten Blick auf den Motor. In das kleine Kämmerchen pass ich mit meinem Bauch schon lange nicht mehr rein.» Er setzte sich auf seinen Sessel am Steuer, von dem aus er die *Merle* überblicken konnte, und zündete sich genüsslich eine Pfeife an.

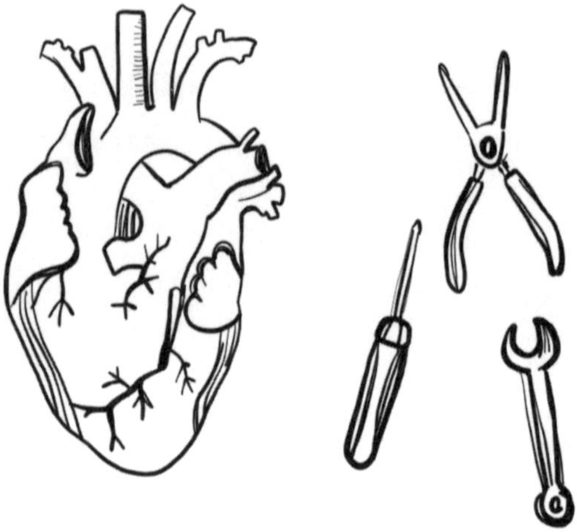

Manchmal werfen wir all unsere Pläne über Bord
und erfahren erst dann, wie unsagbar
faszinierend dieses Leben doch ist,
wenn man ihm vertraut.

10

Im Maschinenraum, in den man über eine Luke gelangte und in dem keine zwei Leute Platz fanden, wartete Kai schon auf mich. Ich sah von oben durch die Öffnung.

«Na, du guckst ja ganz schön eingeschüchtert aus der Wäsche», rief er mir zu. Er hatte recht. Was die Technik an Bord eines Schiffes betraf, hatte ich keinen Schimmer, und beim Anblick der kleinteiligen Maschine wusste ich nicht, wie ich Kai überhaupt helfen sollte. Wenn es um kleine Ausbesserungen in meiner Wohnung ging, erledigte ich vieles einfach selbst, aber das hier? «Ich habe wirklich keine Ahnung», antwortete ich kleinlaut.

«Das ist ja was», sagte Kai und pfefferte den Lappen, an dem er sich die ölverschmierten Hände abgewischt hatte, in eine Ecke. «Und ich dachte, ich könnte mich jetzt ein Stündchen aufs Ohr hauen, während du hier alles regelst.» Sofort schoss mir die Röte ins Gesicht, und ich setzte zu einer Entschuldigung an, aber Kai grinste nur und schob beschwichtigend hinterher: «Ja, woher denn auch, Lina? Ich hatte ja auch keine Ahnung von dem ganzen Kram, als Ole mir den Motor das erste Mal gezeigt hat.»

Das hatte der Kapitän also gemeint, als er sagte, dass Kai für den Humor an Bord zuständig war. Ich würde mich erst daran gewöhnen müssen. Kai musterte mich. «Keine Sorge, hier wirft dich keiner über Bord, wenn du mal nicht

Bescheid weißt. Deshalb bist du ja hier, nicht wahr? Ich sag immer: Wenn du keine Ahnung hast, kannst du noch eine Menge lernen.» Er sah sich suchend um. «Ein ganz schönes Chaos, was? Aber jede Kleinigkeit hier unten ist miteinander verbunden. Deshalb überprüfen wir die Einzelteile auf Wehwehchen. Du hast es ja schon öfter gehört», er ahmte Kapitän Ole nach: «‹Wenn man auf eine Reise geht, dann sollte man gut vorbereitet sein.› Aber mal unter uns: Man kann ja nichts so richtig planen, damit muss man sich irgendwann abfinden, sonst wird man noch ganz nervös, und wo blieben all die schönen Überraschungen, die das Leben bereithält? Wenn du das Herz eines Schiffes kennst, also so richtig kennst», er klopfte auf den Motor, der wie zur Antwort leise schepperte, «ist schon eine ganze Menge gewonnen. Da darf man sich nichts vormachen. Dieses Herz hier zum Beispiel, das mag's gar nicht, wenn's kalt wird oder man länger nicht vorbeischaut. Wenn dann was klemmt, was immer wieder vorkommt, dann heißt es für mich: Ärmel hochkrempeln und ran an die alte Kiste!» Er bückte sich und schielte unter den Motor. «Ah, da ist er ja!» Endlich hatte er gefunden, wonach er suchte. Er förderte einen Schraubenschlüssel zutage und hielt ihn mir triumphierend entgegen. «Die Maschine hier, die ist wie ein menschliches Herz – individuell und hochkomplex. Da musst du dich ganz auf dein Gefühl verlassen: Eine pauschale Lösung, die gibt es in solchen Dingen nämlich nicht.»

Während er den Motor überprüfte, erklärte mir Kai, was die entscheidenden Teile waren und wo es öfter hakte. Ich folgte seinen Handgriffen und lauschte, wie er mit sich selbst sprach, als würde er eine Liste durchgehen. Zwischendurch drehte er sich immer wieder zu mir um und zeigte mit einem Daumen hoch an, dass alles in Ordnung war. Ich verstand noch nicht viel von dem, was er da tat, aber Kai war mit Selbstvertrauen bei der Sache, und das beruhigte mich. «Aha, hier sitzt was nicht», murmelte er. «Willst du?», fragte er, und ich war selbst ganz überrascht, dass ich den Schraubenschlüssel entgegennahm. Kai kletterte aus der Luke und machte mir Platz. «Na dann los. Ich sag dir, was zu tun ist.» Kai erklärte mir, wo ich mit meiner Hand tasten sollte, um die Stelle zu finden. Als ich sie nach einigem Suchen fand und die Schraube festzog, überkam mich ein Gefühl von Stolz. Klar, ich machte das nicht zum ersten Mal, doch es war schon etwas her, dass ich mich nützlich gefühlt hatte. Ich kletterte die Leiter wieder hinauf, und Kai gab mir ein High-Five. Hier war nun alles in bester Ordnung.

Wenig später trommelte Kapitän Ole uns alle zusammen: «Matrosen! Die *Merle* ist gut in Schuss und gerüstet für die Reise. Kai, machst du die Leinen los?»

«Jawoll», antwortete Kai und machte sich an die Arbeit. Ole trat ans Steuer, der Motor tuckerte und wummerte. Ich spürte das Brummen unter den Füßen und ein Kribbeln im Magen. Die ganze Mannschaft lief geschäftig an Deck herum. Die *Merle* verließ den Hafen und ich mit ihr. Dicht über dem Wasser glitten Möwenschwärme dahin, und eine leichte Brise wehte uns um die Ohren. Helga legte den Arm um mich, und obwohl ich es im ersten Moment befremdlich fand, ließ ich es geschehen. Die unerwartete

Nähe tat gut. «Und los geht das Abenteuer», rief sie, als das Schiff langsam Fahrt aufnahm und sich der Bug der *Merle* Richtung Meer wandte. Nur noch verschwommen sah ich das Ufer, die wenigen Menschen, die inzwischen über die Promenade strebten, und mir wurde bewusst, wie klein ein jeder von uns doch ist in dieser großen weiten Welt. Wir ließen den festen Boden unter den Füßen zurück, das Ufer erschien nur noch wie eine Illusion in der Ferne. «Und los geht das Abenteuer», wiederholte ich leise und ahnte noch nicht, dass es die wohl wichtigste Reise meines Lebens werden würde.

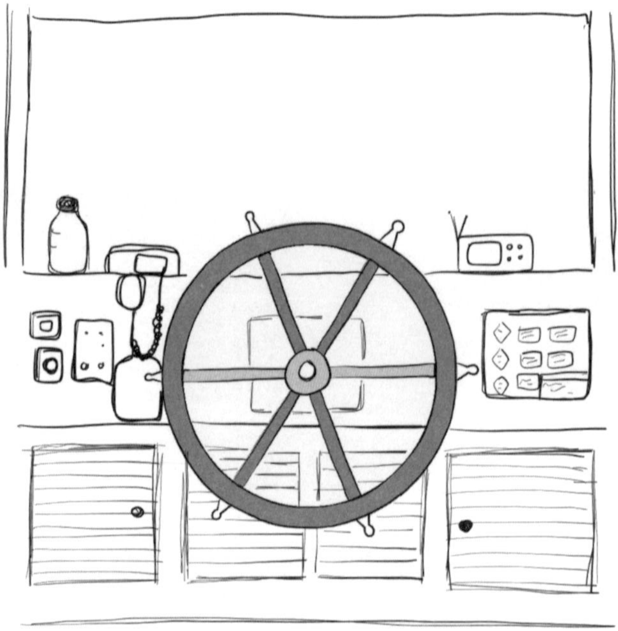

Stille finden, selbst im größten Chaos,
in sich eine Pause einlegen,
die ganze Welt um sich herum anhalten -
sich Zeit nehmen, um einfach nur zu sein.

11

Helga sollte recht behalten. Wir waren schon einige Zeit unterwegs, als der Wind auffrischte, der Nebel sich langsam lichtete, und plötzlich, als erwachte ich aus einem Traum, weitete sich mein Blick. Die Ufer waren zurückgewichen, der Horizont hatte sich unmerklich verbreitert. Vor uns lag das offene Meer.

Ich hatte die letzten Stunden bei Ole im Ruderhäuschen verbracht. Er hatte mir unsere Route gezeigt: Wir fuhren in Richtung einer kleinen Insel, wo die *Merle* alle paar Jahre auf Vordermann gebracht wurde. «Die gute alte *Merle* ist mir jede Reise wert. Sie hat nur das Beste verdient», hatte der bärtige Kapitän gemeint. Viel hatten wir nicht gesprochen, während wir da zusammensaßen, nur ab und an hatte er mich auf ein Wetterphänomen aufmerksam gemacht. Dass sich der Nebel so lange über dem Wasser hielt, sei ein gutes Zeichen, er werde sich wahrscheinlich auflösen, statt aufzusteigen und für schlechtes Wetter zu sorgen. «Es ist gut, wenn man die Zeichen zu deuten weiß», brummte er. Dass ich ihm nicht antwortete, störte ihn nicht weiter. Er schien vollauf damit zufrieden, gemeinsam in den Nebel hinauszuschauen. Wann hatte ich zuletzt so dagesessen, ganz im Augenblick, und einfach nur den Blick schweifen lassen? Auch jetzt, neben Kapitän Ole, fiel es mir schwer, Ruhe zu finden. Besonders in der Stille wurde es in mir laut. Mal sorgte ich mich über das, was vor uns lag, dann wieder dachte ich an Vergangenes, an das, was ich zurückgelassen hatte, an meine Freunde, meine Eltern, die nichts von meiner Reise wussten, da wir so wenig miteinander sprachen, und an die große Leere, die sich in mir und in meinem Leben ausgebreitet hatte. Meine Wolke wurde dabei immer schwerer und schwerer, regennass hing sie mir auf den Schultern. Dann, ganz plötzlich, war der Nebel aufgerissen, und mein Blick glitt über eine weite bewegte Fläche dahin, bis an den Horizont, der sich wiederum unendlich nach links und rechts auszudehnen schien.

«Es hat etwas auf sich mit dem Meer, dass es die Menschen so fasziniert», sagte Ole in die Stille hinein. «Dieser Anblick ... Ich wollte mit niemandem tauschen. Jedes Mal, wenn ich hinausfahre, bietet sich mir ein anderes Bild. Was mich erwartet? Ich weiß es nicht. Aber wenn es so vor mir liegt, dann sehe ich, dass ich ein kleiner Teil eines großen Ganzen bin. Wenn ich das Auf und Ab der Wellen sehe, dann weiß ich: Alles ist in Bewegung, alles verändert sich fortwährend, und es mag seltsam klingen, aber das beruhigt mich. Denn wie trist wäre das Leben, wie schrecklich wäre es, wenn alles immer gleich bliebe.» Unsere Blicke trafen sich in der Spiegelung des Fensters. «Hab Vertrauen, Lina, es liegt noch so viel vor dir, und was, wer weiß das schon? Nur eines kann ich dir versprechen: Es lohnt sich, es herauszufinden.»

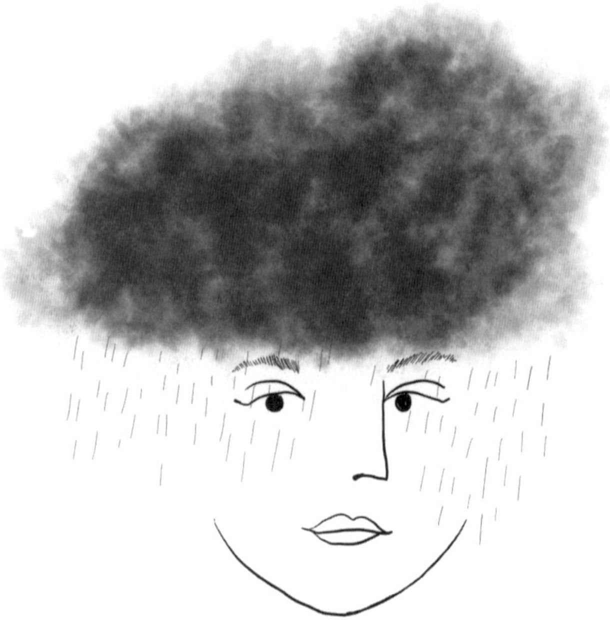

Es ist nie zu spät, den Kurs zu ändern,
wenn man bemerkt, dass der Weg
nicht zum Ziel führt.
Auf dem Meer des Lebens gibt es viele Richtungen,
die wir einschlagen können.

12

Von draußen drang Kais Stimme zu uns herein. «Kapitän! Hast du kurz Zeit für mich? Ich brauche deine Hilfe.» Ole seufzte, legte mir eine Hand auf die Schulter und stand auf. Er sei gleich wieder zurück, versprach er mir. Die *Merle* sei auf Kurs. Ich bräuchte nichts weiter zu tun, als hinauszuschauen und sicherzustellen, dass wir nicht auf einen Eisberg zusteuerten. «Wir wollen ja nicht wie die *Titanic* enden.» Im Hinausgehen lachte er brummig, und sein Bauch vibrierte. Dann war ich allein. Vor mir lag das offene Meer. Brauchte ich mir wirklich keine Sorgen um die Steuerung zu machen? Ich verschränkte die Arme und glitt mit den Händen in die Pulloverärmel hinein, sodass es ganz kuschlig wurde. Die Beine zog ich an mich heran. Jetzt fühlte ich mich wie ein zusammengerollter Igel. Meinen Körper so eng zu umschlingen gab mir ein Gefühl von Sicherheit. Ich ließ den Blick über das Wasser schweifen und dachte an das, was Kapitän Ole gesagt hatte. Er war so mutig, dabei hatte er sicherlich schon einiges erlebt. Das sah man seinem wettergegerbten Gesicht an, hörte es aus seinen Worten heraus. Mit der *Merle* scheute er kein Abenteuer und wagte sich immer wieder hinaus ins Ungewisse. Woher nahm er diese Zuversicht? Ole meinte, das Leben bestünde aus Veränderung, wenn alles immer auf der Stelle stehen bleiben würde, wäre es sehr trist.

Ich hingegen wollte alles beisammenhalten. Ja nichts ändern! Ich hatte Angst vor der Zukunft, vor jedem kleinen Schritt. Seit Monaten schon ackerte ich mich durch die Tage, es war alles so schwer, und unter dieser Schwere war keine Kraft geblieben, um etwas Neues auszuprobieren, die Richtung zu wechseln. Eigentlich verbrachte ich meine Zeit damit, sie totzuschlagen und zu hoffen, dass nichts Schlimmes passierte. Und was hatte ich davon? Eine Welt, die sich immer kleiner und enger anfühlte.

Wie leben? Wie von hier an weiter? Ich wusste es nicht. Bei dem Gedanken beschleunigte sich mein Atem. Ich spürte meinen Herzschlag, ein festes Pochen. Ich nahm alle Kraft zusammen, löste die Umklammerung und stieß die Tür auf. Ein kühler Wind stob herein, und ich atmete tief ein und wieder aus.

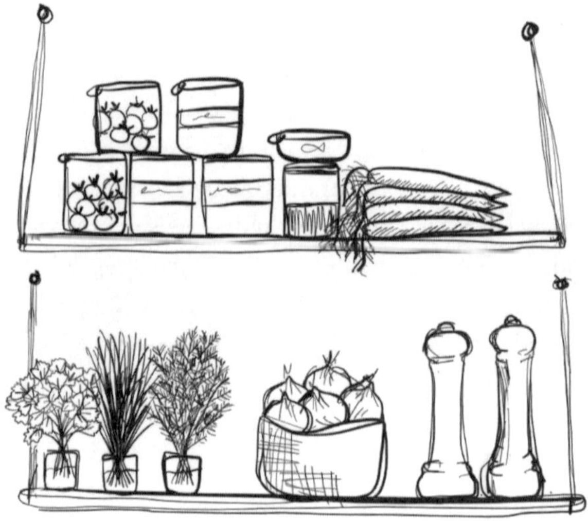

Und auf einmal ist es da: dieses Bild
vor deinen Augen, der Film, den du immer wieder
abspielst, sobald deine Sinne gekitzelt werden.
Du kannst verfolgen, wie es aussah, riechen,
wie es duftete, spüren, wie es sich anfühlte.
Diese Erinnerungen in unserem Herzen
sind wie Puzzleteile, die uns im Laufe
des Lebens erst vervollständigen.

13

Ich blieb nicht lange allein mit meinen Gedanken. Zusammen mit dem Wind wehte Helga in das Ruderhäuschen. Ihre Wangen, gerötet von der Kälte, erinnerten mich an die eines Kindes, das nach einem Tag an der frischen Luft zurück ins Haus kam – müde, durchgefroren, zufrieden.

Sie zog die Tür hinter sich zu und hielt die Hände vor den kleinen Ofen, der das Ruderhäuschen wärmte. «Meine Güte, wie hältst du es nur aus bei der Kälte? Das ist ja richtig frostig hier drin.»

Ich war nicht sicher, was ich darauf erwidern sollte, und entschied, vage zu bleiben, schließlich kannte ich Helga kaum, aber doch auch etwas preiszugeben. «Ich brauchte ein bisschen frischen Wind, im Moment laufen meine Gedanken oft im Kreis.»

Helga nickte. «Das kenne ich. Wenn meine Gedanken an mir zerren und ich nicht weiterkomme, dann hilft es mir, etwas ganz anderes zu tun. Etwas mit den Händen zum Beispiel, wobei ich mal wegkomme vom Grübeln.» Sie öffnete die Ofenluke und legte etwas Holz nach. «Wie wär's wenn du Pit in der Kombüse unter die Arme greifst? Er freut sich bestimmt über deine Hilfe, schließlich brauchen wir eine herzhafte Stärkung für die erste Nacht auf See, und da unten im Bauch der *Merle* ist es mollig warm.»

Ich zögerte. Am liebsten hätte ich mich in meine Koje

zurückgezogen, aber eingeigelt hatte ich mich in den letzten Wochen schon so oft.

Als ich die Stufen in den Bauch der *Merle* hinunterstieg, sah ich Pit gerade noch mit ein paar Konserven im Arm aus der Vorratskammer kommen und in der Kombüse verschwinden. Ich blieb etwas unschlüssig auf halber Treppe stehen. Vielleicht hatte er mich nicht gesehen, und ich könnte unbemerkt in meiner Koje verschwinden. Aber da hörte ich ihn auch schon aus der Kombüse rufen: «*Par ici,* hier entlang, Lina.» Die *Merle* schaukelte auf den Wellen sachte hin und her. Ich hielt mich am Handlauf fest und stieg die letzten Stufen hinab. Als ich die Schiffsküche betrat, kramte Pit wild in den Regalen. Ich trat ein in ein anderes Universum. Hatte es vorher noch nach Meer, Salz und Algen, nach Motorenöl und frischer, kalter Luft gerochen, stiegen mir jetzt der Duft von Holz und Gewürzen in die Nase. Die Wände der Kombüse waren mit dunklem Holz verkleidet, und in den Regalen stapelten sich Konserven und Gewürze. Frische Kräuter standen in Gläsern, die zur Hälfte mit Wasser gefüllt waren und die der Koch in einer ausgeklügelten Konstruktion mit Gummibändern an einer Wand befestigt hatte. Es sah aus wie das Atelier eines Künstlers. Zudem duftete es herrlich. Auf dem kleinen Herd stand ein Topf, aus dem Dampf aufstieg. Auf der Arbeitsfläche lag ein Holzbrett bereit, daneben Karotten, Zwiebeln und Sellerie. «Hier riecht es ja gut», sagte ich. Der Kloß in meinem Hals wurde etwas kleiner, stattdessen regte sich mein Appetit. Das hatte ich schon länger nicht mehr gespürt.

«Das? Oh, das ist ein Eintopf, den ich immer zu Beginn der Fahrt aufsetze. Da können sich alle jederzeit etwas von nehmen. Der stärkt und ist gut für die Seele», antwortete Pit, während er Lebensmittel aus den Kisten zusammensuchte. Der Koch bewegte sich durch die Kombüse, wie jemand, der jeden Weg und Handgriff schon kannte und wohl tausendfach wiederholt hatte. Eine Erinnerung stieg in mir auf. Als Kind war ich oft bei meinen Großeltern zu Besuch gewesen, wenn meine Eltern arbeiteten und keine Zeit für mich hatten. Oma Käthi und Opa Willi umsorgten mich wie eine Königin. Dort gab es alles, was mein Herz begehrte, und ich fühlte mich geliebt und aufgehoben. Besonders gerne genossen wir gemeinsam ein Eis auf der sonnigen Terrasse, danach stellte ich mit dem Hula-Hoop-Reifen Rekorde auf. Das Haus meiner Großeltern war ein sicherer Ort, und wenn ich daran zurückdenke, wirkt die Zeit bei ihnen fast wie ein Märchen, wie etwas, das nur in meiner Phantasie existiert. Leider verstarben meine Großeltern beide, als ich noch sehr klein war. Jetzt stand mir die Zeit bei ihnen so klar vor Augen, als könnte ich sie schmecken, riechen und spüren. Pit riss mich aus meinen Gedanken. «*Bon*, mal sehen. Was ist denn dein Lieblingsgericht, Lina?», murmelte er, in die Betrachtung der Lebensmittel vertieft.

Mein Lieblingsgericht. Seit ich mich mit der Wolke herumschlug, war mir der Appetit gründlich vergangen, sodass ich schon lange keine Zeit mehr darauf verwendet hatte, mich ausgiebig um mein leibliches Wohl zu kümmern. «Keine Ahnung. Ich glaube, ich habe gar keins.» Pit wirbelte zu mir herum und schaute mich fassungslos an. Einen Moment lang wusste ich gar nicht, was los war. «Aber, *mon ami*, wie geht denn das? Du wirst doch eine Leibspeise haben! Fällt dir da gar nichts ein?», bohrte er nach. Ich zuckte mit den Schultern. Pit strich sich über den imposanten Schnurrbart, zwirbelte die Enden und nahm einige Zutaten aus dem Regal. «Dann denk mal darüber nach, während du das Gemüse hier abwäschst.» Er griff in einer fließenden Bewegung nach der Schürze, die an einem Haken neben der Schwingtür hing, öffnete mit der anderen Hand eine Schublade, zog ein Messer hervor und legte beides vor mir auf die hölzerne Arbeitsfläche. «Du machst das schon, Lina.» In einer Mischung aus Französisch und Deutsch erklärte er mir, was ich zu tun hätte. Danach standen wir stumm nebeneinander und arbeiteten. Zwischendurch pfiff Pit immer wieder ein Lied, das ich nicht kannte, und warf mir ab und an einen Blick zu, prüfend, ob mir bereits etwas eingefallen wäre zu der für ihn so wichtigen Frage.

Ich schälte die Rüben, schnitt sie in kleine Würfel, und Pitt zeigte mir, wie man das Messer so hielt, dass es gut in der Hand lag. Ich teilte den Lauch, wie es mir mein Großvater gezeigt hatte, wusch ihn unter eiskaltem Wasser und schnitt ihn anschließend in halbe Ringe. Ich bemerkte, dass Pit mich beobachtete. «Ist das richtig so?»

«Mach dir keine Gedanken. Das ist sehr gut, *magnifique!* Es gefällt mir, dabei zuzusehen, wie die Menschen in der Küche arbeiten. Jeder hat seine ganz eigene Herangehensweise, und meistens wird die Art, Gerichte zuzubereiten, von Generation zu Generation weitergegeben. Zu kochen hat deshalb etwas sehr Verbindendes. Rezepte und Techniken werden verfeinert, jeder fügt seine ganz eigene Note hinzu, aber die Basis bleibt immer gleich. So ein Familiengericht ist wie eine Reise in die Vergangenheit, plötzlich rückt alles näher, verdichtet sich, und dann ist man wieder klein und sitzt am Küchentisch seiner Großmutter und reicht mit den Füßen nicht mal an den Boden.» Er richtete sich den Schnurrbart, sammelte sich und arbeitete weiter.

«Ich mag Erbsensuppe», flüsterte ich in die entstandene Stille. «Die gab es bei meinen Eltern immer zu Silvester.» An diesem Tag hatten wir uns gemeinsam an einen Tisch gesetzt und Brettspiele gespielt, bis es Mitternacht war. Das waren schöne und leuchtende Momente. Den Geschmack von Erbsensuppe verband ich mit jener unbeschwerten Zeit. Pit, der vorher noch in Windeseile die Zwiebeln in feine Scheiben geschnitten hatte, legte sein Messer sanft auf dem Brett ab. «Sieh mal einer an! Das ist doch was. Ich habe mir gleich gedacht, dass du eine von uns bist. Bodenständig *et robuste*!» Ich freute mich darüber, dass dem Koch meine Antwort gefiel. Er stellte den Herd an, und als der Topf warm war, goss er Öl hinein und gab die Zwiebeln dazu. Ich reichte ihm die in Stücke geschnittenen Rüben und nahm mir den Sellerie vor.

«Willst du denn gar nicht wissen, was mein Lieblingsgericht ist?», fragte mich Pit nach einer Weile.

«O doch, ja klar», antwortete ich verlegen.

«Gemüseeintopf mit verschiedenen Fischresten. Das erinnert mich an meine Kindheit. Meine Großmutter hat das immer für mich gekocht, wenn sie sich um mich gekümmert hat, weil, na ja ... Das ist eine andere Geschichte. Jedenfalls erinnert mich der Eintopf an sorglose Zeiten, Liebe und an Mamie Hilde.»

Ich wusste nicht, ob es die Zwiebeln waren oder die Erinnerungen an seine Großmutter, die ihm die Tränen in die Augen trieben, aber ich wagte es nicht, ihn danach zu fragen. Schließlich wusste ich, wie schwer es war, solche Erinnerungen zu teilen. Pit machte den Rücken gerade, als würde er sich innerlich aufrichten. Dann griff er nach den Kräutern, schnupperte daran, zupfte die Blätter ab und gab sie zu dem Gemüse, das im Topf vor sich hin brutzelte.

Während wir den Eintopf von Oma Hilde kochten und Pit mir hier und da kleinere Aufgaben übertrug, philosophierte er über das Kochen und welche Bedeutung es für ihn hatte. «Etwas zuzubereiten verschafft mir ein gutes Gefühl. Manchmal, wenn ich einen schlechten Tag erwische, und ich es kaum schaffe, mich zu irgendetwas aufzuraffen, kann ich immer noch in meine Küche gehen und mir eine Kleinigkeit zubereiten. Das muss gar nichts Besonderes sein, darum geht es nicht. Allein die Lebensmittel auszuwählen und vorzubereiten, all diese kleinen Handgriffe holen mich ins Hier und Jetzt. Kochen ist etwas für alle Sinne: Riechen, Schmecken, Fühlen, Hören, sogar Sehen – *les cinq sens*, oder wie sagt man? Die fünf Sinne? All das wird in der Küche angesprochen. Und auch hier auf See, wenn wir in einer Nebelbank festhängen, wenn die Stimmung an Bord schlecht ist, weil der Motor mal wieder streikt oder ein Tag dem anderen gleicht, hilft es mir, morgens in die Kombüse zu gehen und mir ein *petit-déjeuner*, ein Frühstück, zuzubereiten. Wenn ich dann in den Tag starte, habe ich das Erste schon geschafft, ich habe mir selbst etwas Gutes getan. Manchmal vergessen wir, dass es die kleinen Dinge sind, die den Unterschied machen können. Ob es ein gutes Stück Brot, ein warmes Essen, ein herrlicher Duft oder eine liebevolle Umarmung ist – all das *cela réconforte les cœurs*, Balsam für die Seele. Wir alle haben solche Ressourcen, aus denen wir Kraft schöpfen können. Mir Auszeiten am Tag zu gönnen, an denen ich bewusst etwas für mich oder andere tue – das bringt Ruhe in meinen Alltag, besonders auf hoher See, wenn das Ufer außer Sichtweite ist und meine übliche Struktur auf dem Kopf steht. Und wie meine Mamie Hilde immer sagte: ‹Ein wohlgenährter Körper ist wie ein zuverlässiges Schiff.› » Er schmunzelte in sich hinein. «Und dann fügte sie immer noch an: ‹Und das trifft genauso auf die Seele zu.› Aber was rede ich, lass uns kochen, deshalb sind wir schließlich hier.»

Pits Leidenschaft für Lebensmittel und das Zubereiten von Gerichten war faszinierend. Das Kochen war für ihn ein Ausdruck von Fürsorge für andere und für sich selbst. Gab es etwas, das mir ein solches Gefühl verschaffte? Für mich war Essen immer etwas Zweckmäßiges. Meine Eltern waren meist zu beschäftigt gewesen, um mit mir gemeinsam zu kochen, und oft hatte es schnelle Gerichte gegeben, die man eben aß, um satt zu werden. Aber das Kochen mit Pit tat mir gut, es lenkte mich, wenn auch nur für kurze Zeit, von meinen Sorgen ab.

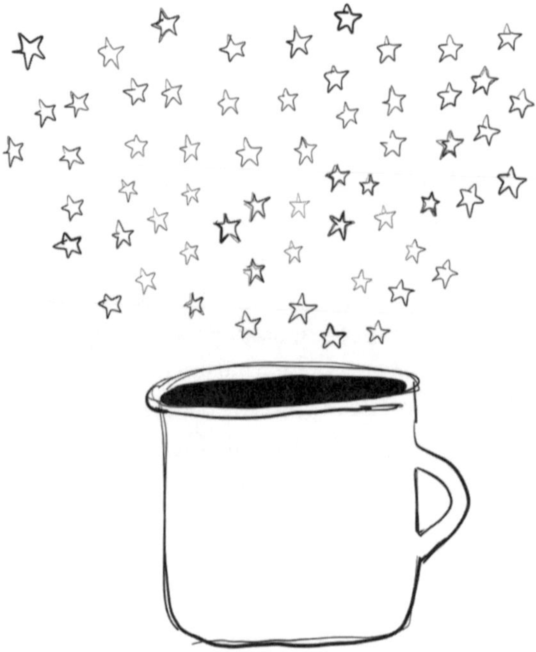

Die Nacht verändert, wie wir
die Dinge um uns herum wahrnehmen,
im Guten oder Schlechten.
Erst am Tag hebt sich der Schleier.

14

Die erste Nacht auf der *Merle* war erstaunlich ruhig, jedenfalls, was das Meer betraf. Das Wasser plätscherte an die Außenhaut des Kutters. Die See lag unbewegt da, und nur wenn ich genau hinhörte, drang ein leises Rauschen an mein Ohr.

Am Abend war die ganze Mannschaft in der Kombüse zusammengekommen, und wir hatten gemeinsam gegessen. Pit hatte ordentlich aufgetischt – zum Eintopf gab es frisches Brot und Kräuterbutter, dazu beste Unterhaltung von Kai, der eine absurde Geschichte nach der anderen zum Besten gab. Die Stimmung war ausgelassen, alle freuten sich, Zeit zusammen auf See zu verbringen und mich dabeizuhaben. Es war rührend, die Truppe zusammen zu erleben, wie sie sich aneinander freuten. Dennoch fiel es mir schwer, mich nicht wie das fünfte Rad am Wagen zu fühlen. Schließlich war ich neu hinzugestoßen. Alle nahmen mich herzlich auf, das ja, helfende Hände seien sehr willkommen, und Kapitän Ole bekräftigte noch einmal: «Es war mutig von dir, diese Reise zu wagen.» Aber ich wollte nur allein sein.

Helga hatte eine Hand auf meine gelegt und sie kurz gedrückt, während ich in meinem Essen herumrührte, um davon abzulenken, dass ich kaum etwas aß. Die Wolke war wieder zurück, und mit ihrem Aufziehen hatte sich mein

Appetit verflüchtigt. Mir war das alles zu viel, und ich sorgte mich, Pit zu verärgern, wenn ich das Essen stehenließ. Der aber meinte nur: «Wir haben so viel Eintopf gekocht, dass wir noch tagelang davon essen können. Wer jetzt noch keinen ordentlichen Happen runterkriegt, wird unter meiner Aufsicht garantiert nicht verhungern.»

Später dann, allein in meiner Koje, überkam mich ein Gefühl von Enge, mit jedem Einatmen schien weniger Luft in der Kajüte zu sein. Je hektischer ich danach rang, desto mehr zog sich meine Brust zusammen. Ich hielt es nicht aus, dort unten im Bauch der *Merle* zu liegen, während in mir nur Aufruhr herrschte. Also nahm ich meine Decke, öffnete leise die Tür und schlich mich im Dunkeln über knarzende Stufen an Deck, suchte mir einen Ort, an dem man mich vom Ruderhäuschen aus nicht sehen konnte. Dort setzte ich mich hin, deckte mich zu und nahm einen tiefen Atemzug Meeresluft. Es war bitterkalt, der Wind hatte aufgefrischt und streckte seine eisigen Finger nach mir aus, doch das machte mir nichts. In der Kälte spürte ich meinen Körper, und die Gedanken kamen endlich zur Ruhe. Meine Brust weitete sich, und ich konnte wieder freier atmen. Vor mir sah ich nur einen kleinen Teil der *Merle*, das Mondlicht, das auf das Wasser schien, und die tiefschwarzen Wellen. Ich stellte mir vor, wie es wohl wäre, eins mit der See zu sein, wie ein Fisch darin zu schwimmen, immer in Bewegung, und die pure Freiheit zu genießen, die sich in dieser Weite eröffnete.

«Hast du eine schlaflose Nacht, oder bist du auch so eine hoffnungslose Romantikerin wie ich?» Ich schrak zusammen, war so tief in Gedanken gewesen, dass ich Helga erst jetzt bemerkte. «Ich kann diesem Sternenhimmel einfach nicht widerstehen.»

Ich blickte nach oben und nahm wahr, was der Himmel auf See zu bieten hatte. Abertausende Sterne funkelten über mir. Sie schienen greifbar nah. So etwas hatte ich noch nie gesehen. Ich war sprachlos im Angesicht dieses Himmels, der sich über uns wölbte. Helga setzte sich neben mich, und ich bot ihr ein Stück meiner Decke an.

«Es ist das erste Mal, dass ich über Nacht auf See bin. Ich hoffe, ich habe dich nicht geweckt.»

«Ach, Lina, du mutige junge Frau. Du hast mich nicht geweckt und selbst wenn – in der ersten Nacht auf See bleibe ich immer oben bei Ole am Steuer. Das ist unser Ritual. Dann schwelgen wir in Erinnerungen und trinken Ingwertee. Der hält wach und stärkt uns für die nächsten Tage und Nächte.»

Helga erzählte mir von den Sternen, dass sie die Seeleute beschützten, von Hoffnung in dunkler Nacht kündeten. Seit Hunderten von Jahren orientierten sich Seefahrer schon an den Gestirnen. Am Tag verfolgten sie den Stand der Sonne, um ihre Position und den Kurs zu bestimmen. In der Nacht richteten sie den Blick gen Himmel und suchten nach dem Polarstern, der ihnen den Weg nach Norden wies. Inzwischen gäbe es zwar Navigationsgeräte für die Seefahrt, doch fielen diese einmal aus, sei auf die Gestirne immer Verlass. Natürlich gehöre noch mehr dazu, als die Beobachtung von Fixpunkten, um auf Kurs zu bleiben, meinte Helga. Um zu wissen, wohin man fahre, müsse man die eigene Position bestimmen, nur dann sei es möglich, das Schiff in eine bestimmte Richtung zu steuern. Wir sahen hinauf zu den Sternen, und eine Weile saßen wir einfach so beieinander und blickten hoch zum Himmel, und je länger ich schaute, desto mehr Sterne konnte ich erkennen.

Helga hatte so etwas an sich. Sie wirkte auf mich wie ein Anker, der das Schiff stabilisierte, selbst im schlimmsten Sturm bliebe sie gewiss ruhig und standhaft. In ihrer Gegenwart fühlte ich mich behütet. Es tat gut, nicht mehr alleine unter Deck zu sitzen.

«Die Nacht kann beides sein, nicht wahr? Wunderschön und beängstigend zugleich», meinte sie irgendwann. «Dann geht unsere Phantasie mit uns spazieren. Siehst du da oben? Sieht das nicht wie ein Pudel aus? Oder die Sterne da drüben. Ganz bestimmt ein Eisbär! So sieht es zumindest in meiner Vorstellung aus. Ich wette, du erkennst etwas anderes in den Bildern, richtig?»

Ich konnte verstehen, was sie meinte, doch sehen konnte ich es nicht. Wenn ich auf die letzten Wochen zurückblickte, führte mich meine Phantasie schon seit einiger Zeit an Orte, die eher düster waren. Egal wo meine Gedanken auch abzweigten, am Ende landeten sie immer in einer Sackgasse und ich mit ihnen.

«Für mich ist die Nacht gerade eher beängstigend.» Als ich es einmal ausgesprochen hatte, spürte ich, wie etwas in mir aufzubrechen drohte, und ich stemmte mich mit aller Kraft dagegen.

«Dann ist es gut, dass du aufgestanden bist. Wer mag es

schon, sich von seinen eigenen Sorgen und Ängsten gefangen nehmen lassen. Gut, hinsehen sollte man, ignorieren bringt ja auch nichts, glaube mir, aber wir sind mehr, als das, was wir fühlen oder denken.»

Eine Weile herrschte wieder Schweigen zwischen uns. Helga wandte den Blick zurück zum Himmel. «Ich bin auch nicht immer eine Frohnatur, musst du wissen. Ich kann mir um alles Sorgen machen, besonders nachts. Nicht immer ist die See so ruhig, wie jetzt gerade. Ole und ich, wir sind schon in so manchen Sturm geraten, und das war schlimm für mich. War die eine Herausforderung überstanden, sorgte ich mich schon wieder um die nächste. Ich habe Zeit gebraucht, und es hat mich Überwindung gekostet, Vertrauen aufzubauen. Wir reden viel miteinander, über meine Sorgen und Ängste, und mit der Zeit und der Erfahrung wurden sie kleiner. Ich habe Vertrauen gefasst, in mich, die Mannschaft und die *Merle*, und seither ist es besser. Zusammen sind wir stärker als jedes Unwetter, das habe ich über die Jahre erfahren, und das gibt mir Zuversicht.»

Einerseits war ich überrascht, dass Helga diese Gedanken mit mir teilte, denn schließlich kannten wir uns kaum. Andererseits tat es mir gut, so gut, zu wissen, dass es auch andere Menschen gab, die mit der lauten Stille in der Nacht kämpften. Ihre Offenheit ebnete mir den Weg.

«Ich hatte früher nie Schwierigkeiten zu schlafen, aber seit einiger Zeit scheine ich es verlernt zu haben. Ich bin furchtbar müde, aber wenn ich mich hinlege, wird es so laut in mir.» Ich sah nach oben zu meiner Wolke, die ganz regennass und schwer geworden war.

«Das kenne ich gut. Mir hilft es, wenn ich die Zeit, in der die anderen schlafen und ich keine Ruhe finde, für mich selbst nutze. Ich versuche, nicht gegen die Schlaflosigkeit anzukämpfen, nichts zu erzwingen, denn das verstärkt sie meist nur. Manchmal schreibe ich auf, was mich beschäftigt. Wenn ich dazu keine Lust habe, lege ich eine Kassette in meinen alten Walkman ein, setze die Kopfhörer auf und putze ein wenig oder räume auf, oder ich setze mich in den Sessel und lese, bis ich das Gefühl habe, dass mein Körper wieder müde wird.»

Ich stellte mir vor, wie Helga im Schlafanzug in der Kombüse saß und das Silber putzte oder mit dem Staubwedel durch den Bauch der *Merle* geisterte, den Walkman am Hosenbund.

«Inzwischen vertraue ich darauf, dass mein Körper sich den Schlaf holen wird, den er braucht. Vielleicht nicht in dieser Nacht, gut, dann aber vielleicht in der nächsten. Es hat ein bisschen gedauert, bis ich da eine gewisse Gelassenheit entwickelt habe, und ich habe mir Hilfe gesucht, damit ich nicht so alleine damit war.» Sie sah mich von der Seite an. «Möchtest du über die Sorgen reden, die dich wach halten?»

Ich war noch nicht bereit, von meiner ständigen Begleiterin zu erzählen. Wie könnte sie verstehen, wie es sich anfühlte? Wie könnte irgendjemand jemals die Kraft aufbringen, diese Schwere zu ertragen? Ich selbst brach ja fast zusammen unter der Last. Also blieb ich still.

«Ich hab es ja eine Zeitlang auch mit Sternezählen versucht», warf Helga ein.

Meinte sie das ernst? Ich musterte sie aus dem Augenwinkel, aber sie sah konzentriert zum Himmel hinauf.

«Und wie hat das für dich funktioniert?»

«Mäßig. Wenn man sich einmal verzählt, muss man wieder von vorne anfangen. Hast du dir das Chaos da oben mal angesehen?»

Ich sah sie ungläubig an. Helga schielte zu mir rüber. Nach einem kurzen Moment der Stille prusteten wir beide los. Immer wieder sahen wir einander an und konnten uns nicht halten. Ich kann noch immer nicht verstehen, weshalb wir eigentlich so lachten. Der Bauch tat mir schon weh, als es geschah. Aus Lachen wurde Weinen, und Tränen liefen mir über die Wangen. Helga legte den Arm um mich und hielt mich. Nur einmal sagte sie etwas zu mir, ganz leise, als sie mich an sich drückte: «Es ist okay, es ist schon okay.»

Ich wusste nicht mehr, wie lange es her war, dass ich vor jemandem geweint hatte. Ich hatte nicht einmal mehr gewusst, dass ich überhaupt noch weinen konnte. Diesmal strömte der Regen nicht aus der Wolke über mir, sondern direkt aus meinem Herzen, sodass alle es sehen konnten. Es tat bitterlich weh in der Brust, etwas löste sich in mir. Irgendwann kamen nur noch wenige Tränen, meine Stimme kehrte zurück, und ich wischte mir mit dem Ärmel über das Gesicht. «Tut mir leid, Helga.»

«Dafür musst du dich nicht entschuldigen. Es ist okay. Ich habe vor langer Zeit für mich entschieden, dass ich meinen Gefühlen Raum gebe. Sie dürfen sein. Seitdem ist es friedlicher geworden in mir.»

Ich sah nach oben zu meiner Wolke. «Es sind einfach so viele, und sie sind so schwer.»

Helga folgte meinem Blick. «Hier auf See sagen wir: Dem Wind kann man nicht das Wehen verbieten. Und ich verstehe das so: Es bringt rein gar nichts, sich gegen die eigenen Gefühle zu stemmen, bringt ja auch nichts, sich im Sturm quer zur Welle zu stellen – ich würde das jedenfalls nur empfehlen, wenn man große Lust hat, baden zu gehen. Also lass es raus. Das macht mir gar nichts. Ich habe einen Regenmantel an und sorge schon für mich.»

Und da musste ich wieder ein wenig lachen und ein wenig weinen, bis auch das vorüber war und wir still noch eine Weile in den Himmel schauten. Meine Augen hatten sich inzwischen an die Nacht gewöhnt, und ich sah die *Merle* klar umrissen vor mir. Ich konnte Ole im Ruderhäuschen erkennen, das Steuer fest in der Hand und die Pfeife im Mundwinkel, nur erleuchtet vom Schein des Feuers in dem kleinen Ofen.

Und die Sterne? Ich legte den Kopf in den Nacken. «Je länger ich schaue, desto mehr sehe ich.»

«Ja, es ist wie ein Wunder. Manchmal denke ich, dass dieses Phänomen uns zeigt, wie viel es in unserem Leben eigentlich zu entdecken gäbe, wenn wir uns nur die Zeit nehmen würden – vor allem in den dunkelsten Tagen, denn in der Dunkelheit leuchten die Sterne besonders hell.»

Ich war so erschöpft vom Weinen, dass ich noch an Ort und Stelle einschlief und erst wieder aufwachte, als mir der Duft von Kaffee in die Nase stieg, den Helga vorsichtig neben mir abstellte. «Du hast geschnarcht wie ein dicker alter Hund, sehr niedlich», flüsterte sie. «Ich wollte dich nicht stören. Wach nur in Ruhe auf, und dann legen wir los! Ich habe dir nicht zu viel versprochen. Schau, die Sonne ist wieder da.» Ich richtete mich unter meiner Decke etwas auf, sah sie über dem Horizont aufsteigen und den Morgen in warme Farben tauchen. Der Anblick der See war nun friedvoll und freundlich. Und ich dachte, dass es stimmte, was Helga gesagt hatte. Die Nacht veränderte, wie wir die Dinge um uns herum wahrnahmen, im Guten oder Schlechten. Erst am Tag hebt sich der Schleier. Helga nahm bereits jetzt einen großen Platz in meinem Herzen ein. Ich saß da, noch immer unter meiner Decke, draußen an der frischen Luft und trank einen Schluck von meinem Kaffee.

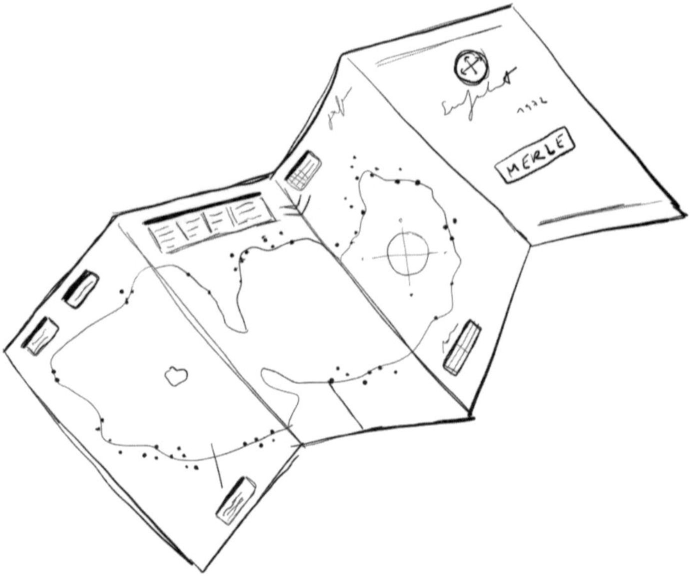

Man kann sich nie ganz sicher sein,
wann das nächste Gewitter aufzieht und
wie heftig die Winde wehen.
Doch man kann immer wieder erleben,
dass es möglich ist,
selbst das schlimmste Unwetter zu überstehen,
und das ist es, was Hoffnung schenkt.

15

Auf der *Merle* herrschte reges Treiben. Ich hörte Pit in der Kombüse pfeifen und mit Töpfen klappern, Kai hatte mir noch an Deck einen guten Morgen gewünscht, während er mit allerlei Werkzeug am Mast zugange war. Dick eingepackt in mehrere Lagen Kleidung und das knallgelbe Regencape von Helga, trat ich aus meiner Kajüte und ging hinauf zu Kapitän Ole. Er stand ganz ruhig an Deck und richtete den Blick nach Westen. Die Sonne war schnell höher gestiegen, aber noch entflammte sie die Wolken und mischte Farben in die kühlen Blautöne der See. Der Horizont stand in Flammen, das Blau des Meeres hob sich funkelnd dagegen ab. Die Elemente waren in Bewegung. Ein leichter Wind strich mir spielerisch über die Wangen.

«Schön, nicht wahr?» Kapitän Ole lächelte in seinen Bart. Dann drehte er sich auf dem Absatz um und wandte sich Richtung Backbord. «Und noch dazu hilfreich!» Er winkte mir, ihm zu folgen. «Wind, Wellengang, Wolken.» Im Gehen wandte er sich zu mir um. «All das kann hilfreich sein, um einzuschätzen, wie sich die Großwetterlage verändern wird.» Ich hatte Mühe, mit ihm Schritt zu halten, so schnell strebte er über Deck. «Seit Jahrhunderten befahren die Menschen die Meere, und über die Zeit haben sie Erfahrungen gesammelt. Manchmal haben sie nasse Füße bekommen und daraus wieder etwas Neues gelernt.

Von Generation zu Generation haben sie ihre Erkenntnisse weitergegeben, und heute verfügen wir über ein tiefes Wissen über die Zeichen auf See und wie wir sie deuten können. ‹Wer auf die Wolken achtet, der versteht sich wohl aufs Wetter!› Das hat der Kapitän, bei dem ich als Leichtmatrose in die Lehre gegangen bin, immer gesagt. Und der konnte am Geruch des Meeres ablesen, ob es wirklich eine gute Idee war rauszufahren. Am Geruch! Komm, ich zeige dir, worauf es ankommt.» Er wandte sich wieder Richtung Sonnenaufgang. «Da das Wetter in unseren Breiten meist von Westen her aufzieht, können wir aus diesem wunderschönen Farbenspiel schließen, dass es bald umschlagen wird. Siehst du? Die Sonne strahlt die Wolken an, die im Laufe des Tages zu uns herüberziehen werden.» Wir gingen zum Ruderhäuschen, und auf dem Weg dorthin strich Ole mit den Fingern über das Holz. «Kein Tau an Deck. Noch ein Indiz für einen Wetterumschwung.»

Drinnen zeigte er mir das Barometer. «Und hier Indiz Nummer drei: Der Luftdruck fällt, und das recht schnell. All das spricht dafür, dass wir uns auf einen Sturm vorbereiten sollten.» Er trat wieder nach draußen, stand unbewegt da, lauschte, streckte die Hand immer wieder in die Luft, als würde er das Wetter ertasten. «Damit war zu rechnen», brummte er. «Es sind diese kleinen Zeichen: eine kaum wahrnehmbare Änderung in der Atmosphäre und dann noch eine und noch eine, die uns auf das vorbereiten, was kommt. Um das zu erkennen, braucht es Übung und Geduld, Momente des Innehaltens im Hier und Jetzt.»

Ein heftiger Windstoß fuhr unter mein Regencape, und

die Takelage klapperte unruhig gegen den Mast. Wir waren weit draußen auf hoher See, und das Ufer nicht in Sicht. Warum waren wir überhaupt erst rausgefahren? Bliebe uns noch Zeit, einen sicheren Hafen anzusteuern?

«Wir haben noch jeden Sturm überstanden, Lina. Vom Ufer sind wir leider schon zu weit entfernt. Jetzt gilt es, in aller Ruhe Vorkehrungen zu treffen.» Er sah mir fest in die Augen, und sein Blick war wie ein Anker, der mich wieder zurück in meine Mitte holte. Ich nickte und nahm einen tiefen Atemzug. «Trommle alle zusammen, damit wir uns absprechen können. Alleine möchte man solch einen Sturm nicht erleben, aber wenn jeder anpackt und das tut, was er am besten kann, ist es möglich, auch ein heftiges Unwetter zu bewältigen. Selbst wenn Schrammen zurückbleiben, so gewinnt man durch eine überstandene Notlage an Kraft und Weisheit dazu.»

Ich lief zum Vorderdeck, wo Kai noch immer am Mast arbeitete, und gab die Nachricht von Kapitän Ole weiter. Danach stieg ich in den Bauch der *Merle* hinab. Helga saß bei Pit und genoss einen zweiten Morgenkaffee, während der Koch Kartoffeln schälte. Es war kuschelig warm in der Kombüse und so behaglich, dass mein Herz gleich etwas langsamer schlug.

«Na», meinte Pit, «da braut sich was zusammen, oder?»

«Woher weißt du das?»

«Pit spürt das in den Knochen. Wetterfühlig wie ein altes Murmeltier.» Helga stemmte sich vom Stuhl hoch und leerte die Tasse Kaffee in einem Zug. «Dann packen wir's mal an.»

Als sich die Mannschaft wenige Minuten später an Deck versammelt hatte, verteilte Kapitän Ole die Aufgaben. Der Wind hatte aufgefrischt, erste Wolken zogen über den Himmel und warfen tiefe Schatten auf das Meer. «Alles wie immer, Freunde. Kai, du schließt bitte die Luken und verteilst dann die Rettungswesten. Pit, bitte überprüf das im Anschluss noch einmal. Doppelt hält besser! Und kümmere dich dann darum, dass alle Gegenstände an Deck sicher verstaut sind.» Kai und Pit nickten und machten sich an die Arbeit. «Helga, würdest du ...?»

«Ich bringe die Seekarten aus unserer Kajüte nach oben, sodass sie griffbereit sind, und lege auch die Seenotsignalmittel zurecht.» Ole nickte, und Helga verschwand in Windeseile. Ich blieb mit dem Kapitän zurück. Die Wolken verdichteten sich nun zusehends. Sie hatten eine besondere Struktur, erinnerten mich an die Bilder von van Gogh. Einzelne graue Striche in verschiedenen Schattierungen bildeten dunkle, wirbelnde Massen.

Und meine Wolke? Sie hing noch immer über mir. Ich dachte an den Tag zurück, an dem sie aufgetaucht war. Wenn es Anzeichen für den Wetterumschwung gegeben hatte, dann hatte ich sie nicht bemerkt. Oder hatte ich sie nicht zu deuten gewusst? Dort an Deck der *Merle*, im Angesicht des aufziehenden Sturms, beschloss ich, es zu lernen. Ich beschloss, die Gezeiten in mir zu erspüren, ich würde die Zeichen, die mein Körper mir sendete, verstehen lernen. Ich würde mir Zeit nehmen. Ich würde *mich* kennenlernen.

Kapitän Ole riss mich aus meinen Gedanken. «Lina, geh

du doch Pit zur Hand und bring ein paar Flaschen Wasser, heißen Tee, Brote und Kekse mit rauf.»

«Aye, aye, Käpten!»

Unten in der Kombüse packte ich einen Korb mit Lebensmitteln und brachte ihn rauf an Deck, wo Kai schon die Rettungswesten verteilte.

Und dann kam die Angst doch hoch. Fragen schossen mir durch den Kopf: Was, wenn wir diesen Sturm nicht sicher überstanden und kenterten? War die Mannschaft wirklich auf derartige Unwetter vorbereitet? Hatten wir an alles gedacht? Konnte ich in der Not überhaupt helfen? Was, wenn ich nur im Weg stünde, womöglich einen Fehler machte? Ich stand wie versteinert da. Meine Wolke türmte sich bedrohlich über mir auf, ein Brausen erhob sich, und alles um mich herum trat in den Hintergrund.

Und dann war Helga plötzlich da. Sie griff nach meiner Hand und drückte sie. «Was ist los, Lina?» Ich brachte kein Wort heraus, so sehr hatte mich die Angst im Griff. «Du kannst es mir sagen.»

«Ich fürchte mich! Was, wenn etwas Schlimmes passiert? Wenn ich die falsche Entscheidung getroffen habe?»

«Wir tun jetzt alles, was wir können – Verpflegung bereitlegen, unterstützende Hilfsmittel zusammentragen, den Notfallkoffer griffbereit halten –, alles, was uns über Wasser hält, nicht mehr, nicht weniger. Und ganz wichtig: Wir müssen niemals allein da durch. Wir können um Hilfe bitten.»

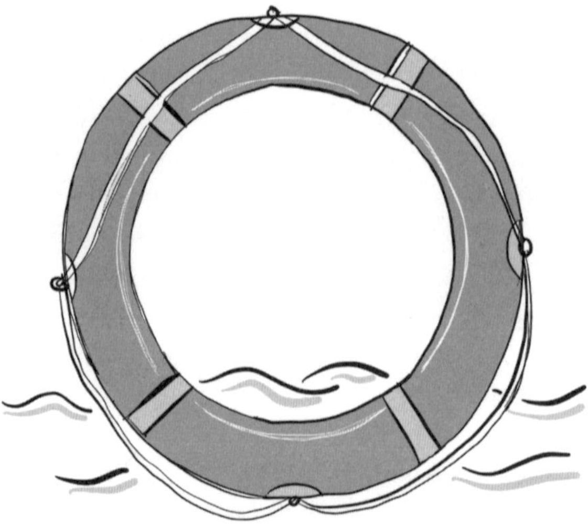

S.O.S. - Save Our Souls

16

Das Wasser knallte gegen das Holz, spritzte hoch auf und ergoss sich über das Deck. «Komm rein, draußen wird es zu gefährlich», rief Kai aus dem Ruderhäuschen. Die Haare peitschten mir ins Gesicht, und ich konnte kaum noch etwas sehen. «Ich komme», rief ich, aber der Wind riss mir die Worte vom Mund und trug sie weit hinaus auf See. Der Himmel hatte ein tiefes Graublau angenommen und war kaum noch von den schäumenden Wellen zu unterscheiden. Die Elemente wirkten bedrohlicher denn je – kämpferisch und unberechenbar. Der Wind rüttelte und zerrte an der *Merle* und brachte die Fenster des Ruderhäuschens zum Erzittern. Helga stand am Steuer, Kapitän Ole hinter ihr. Wir sahen hinaus auf das wild tanzende Wasser, Regen prasselte gegen die Scheibe. «Und was machen wir, wenn wir in Seenot geraten?», fragte ich.

«Wenn es hart auf hart kommt, setzen wir über Funk ein Notsignal ab.»

«Mayday», meinte Pit.

«Was bedeutet das?»

«Das geht auf das Französische zurück – *M'aidez* –, und das heißt …» Pit schnappte sich eines der Butterbrote, die ich in Windeseile geschmiert hatte, und biss herzhaft hinein.

«Das heißt ‹Helft mir›, oder?»

«*C'est juste!*» Pit kaute genüsslich. Für den Koch war dies offenbar ein Sturm wie jeder andere.

«Früher setzte man noch ein anderes Signal ab: S. O. S. – das steht für *Save Our Souls* – Rettet unsere Seelen», fügte Kapitän Ole hinzu. «Könnte man generell im Leben immer mal wieder gebrauchen.»

Helga steuerte die *Merle* mit fester Hand durch die Wellen. «Wir geben außerdem regelmäßig unsere Position durch, damit die anderen wissen, wo wir sind.»

Als der Sturm immer heftiger wurde und die Wellen erbarmungslos gegen die *Merle* knallten, wurde es in mir ganz still. Ich tat nur noch, was ich tun konnte, und klammerte mich an den Halterungen fest. Zwischendurch zeigten wir einander mit einem Daumen hoch an, dass es uns den Umständen entsprechend gut ging. «Du wirst noch zu einer richtigen Seefahrerin», rief Helga über das Tosen des Sturms hinweg.

Da war ich mir nicht so sicher. Mein Magen gab mir jedenfalls etwas anderes zu verstehen. Im Ruderhäuschen herrschte eine gespannte Stille, alle sahen gebannt nach draußen, und Helga und Ole mussten alle Kraft aufbringen, um die *Merle* durch die Wellen zu steuern.

Es fühlte sich an, als wären wir schon Stunden in dem Sturm gefangen, als der Wind etwas weniger heftig durch die Ritzen des Ruderhäuschens pfiff. Die Wellen gingen immer noch hoch, aber der Regen prasselte nicht mehr ganz so hart auf das Dach.

Helga wandte sich zu mir um. «Komm doch mal rüber, dann zeige ich dir, worauf es jetzt ankommt.»

Zögerlich löste ich die Umklammerung und ging auf wankendem Grund auf sie zu. Kapitän Ole streckte mir die Hand entgegen und stützte mich das letzte Stück.

«Ich zeige dir, wie wir bei Seegang die Wellen ansteuern und dabei so stabil wie möglich bleiben.»

«Aber ich habe Angst», rief ich aus. «Was, wenn ich etwas falsch mache?»

«Wir machen das jetzt zusammen.»

Ich weiß nicht, ob es daran lag, dass ich das Gefühl hatte, ohnehin nichts mehr verlieren zu können, oder ob mich der Teamgeist der Mannschaft antrieb, aber ich trat einen Schritt vor. Helga nahm mich zwischen sich und das Steuer. Mein ganzer Körper stand unter Strom und meine Beine fest am Boden.

«Erinnerst du dich daran, was ich dir gestern Nacht gesagt habe? Wir stellen uns niemals quer zur Welle. Stattdessen steuern wir sie schräg an, in einer ähnlichen Geschwindigkeit, um auf ihr zu reiten. Wir kämpfen nicht gegen die Elemente an, das hätte kaum einen Sinn und wäre für die *Merle* verheerend. Vielmehr erkennen wir an, dass wir in schwere See geraten sind, stellen uns auf die Gegebenheiten ein und sorgen dafür, dass wir den Sturm überstehen.»

Ich griff nach dem Steuer und umfasste es. Hinter mir hörte ich Helga. «Ich bin da, Lina. Immer nach vorne sehen.»

Sofort spürte ich den Widerstand, der auf dem Ruder lastete. Ich fokussierte mich auf das, was vor mir lag, und steuerte die nächste Welle an. Gemeinsam brachten wir die *Merle* auf Kurs. Es erforderte eine Menge Kraft, das Ruder zu halten, und so starke Arme wie Helga hatte ich lange nicht. Eine Welle hob die *Merle* an, ich spürte die Kraft, die in ihr steckte, kurz durchzuckte mich dieses fiese Fahrstuhlgefühl, dann nahm uns die Welle mit und gab uns kurz darauf wieder frei. Ich fühlte mich so lebendig wie lange nicht mehr. Wir hatten es geschafft, *ich* hatte es geschafft. Auch die nächsten beiden Wellen erwischten wir gut, doch dann lehnte sich die *Merle* plötzlich auf die Seite. Vor lauter Schreck ließ ich das Steuer los und taumelte zurück gegen Helga, die intuitiv eingriff.

«Keine Sorge!», rief sie über das Rauschen der Wellen hinweg und brachte uns wieder auf Kurs. Ich wollte ihr Platz machen, aber Kapitän Ole fasste mich am Unterarm und zog mich vorsichtig, aber auch bestimmt wieder ans Steuer. «Du schaffst das! Versuch es noch einmal.» Obwohl meine Beine zitterten, blieb ich konzentriert und richtete den Blick nach vorne. Ich schätzte den Winkel ab, den ich einschlagen musste, um die Welle zu erwischen, schlug leicht ein und spürte, wie uns das Wasser anhob und schließlich wieder freigab.

«Na, sieh mal einer an.» Kai pfiff durch die Zähne. «Mut hast du ja.» Helga klopfte mir auf die Schulter. Und ich dachte: Ja. Wenn Mut bedeutete, im Angesicht von Angst und Zweifeln nicht wegzulaufen, dann hatte er recht: Ich war mutig gewesen.

Wir kämpften uns noch eine ganze Weile durch die Wellen, aber irgendwann deutete Kapitän Ole auf einen hellen Fleck am Himmel. Die Sonne kämpfte sich durch die Wolken. Der Sturm legte sich, und es klarte auf. Alle Anspannung der letzten Stunden fiel von mir ab, und darunter offenbarte sich eine tiefe Müdigkeit. Der Kapitän blieb am Steuer, wir anderen verließen völlig erschöpft die Brücke. Noch war nicht an Schlaf zu denken. Helga und Kai machten sich sofort daran, die *Merle* zu überprüfen und sicherzustellen, dass der Sturm keine gravierenden Schäden angerichtet hatte.

«So etwas Wildes habe ich in all den Jahren auf See auch noch nicht erlebt.» Kai schüttelte den Kopf, er hatte tiefe Ringe unter den Augen. «Wenn sich ein solcher Sturm ankündigt, fahren wir eigentlich gar nicht erst raus. Freiwillig steuert man so ein Unwetter nicht an – da wartet man lieber im sicheren Hafen, bis das Gröbste vorüber ist. Schont das Material und die Nerven!»

Helga pflichtete ihm bei. «Das Ding kam wirklich aus heiterem Himmel, und ich bin froh, dass ich euch dabeihatte. Wer weiß, ob Ole und ich das alleine durchgestanden hätten.» Bis zu jenem Moment war mir nicht bewusst, dass der Sturm auch für Helga und Ole eine Herausforderung gewesen war, und ich war stolz, dass wir ihn zusammen gemeistert hatten. Ich hatte sogar geholfen, das Schiff ruhig zu halten. Ein paar Schrammen hatten wir dennoch davongetragen. Mit Kai lief ich alle Stellen ab. Dieses Mal war es ganz selbstverständlich, dass ich mit anpackte, das Deck trocknete oder hier und da ein Leck abdichtete. Wir sorgten dafür, dass kein Wasser in die *Merle* dringen konnte und sie die Reise bis zur Insel ohne weitere Probleme überstehen würde. Sie hatte eine Menge ausgehalten. Erst jetzt wurde mir klar, wie robust dieses Schiff eigentlich war. Es war kein Wunder, dass sich die Mannschaft immer wieder auf See wagte. Die *Merle* war ihnen ein sicheres Zuhause. Ich sah nach oben. Sah die Wolken, die aufrissen, sah den Himmel, der sich nun wieder blau und klar über uns wölbte, sah meine Wolke an und spürte einen Funken Hoffnung in mir: Vielleicht würden auch nach dem Sturm wieder bessere Tage kommen.

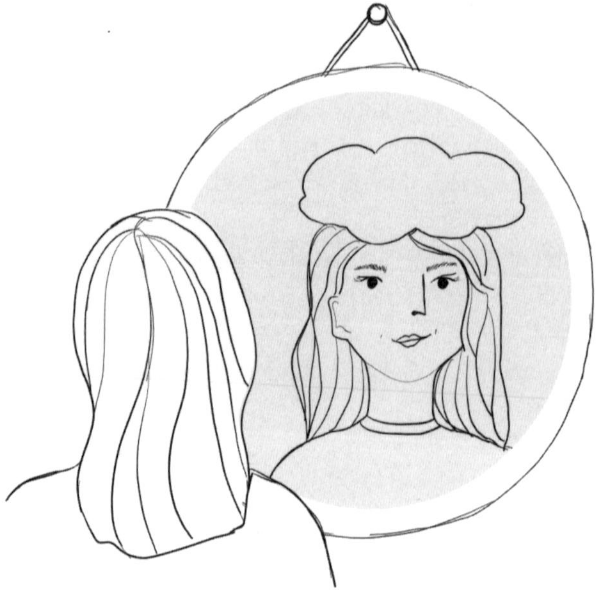

Eine jede Wolke zieht irgendwann davon,
zieht weiter an einen anderen Ort,
der Wind setzt ein, und der Himmel
klart wieder auf.
Unser Leben ist ein immerwährender Kreislauf.

17

Als Helga mich am Abend zum Schlafen in die Kajüte geschickt hatte, war ich in voller Montur auf mein Bett gesunken und sofort eingeschlafen. Es war die erste Nacht, in der meine Gedanken zur Ruhe kamen, seit die Wolke über mir schwebte, und als ich am nächsten Morgen aufwachte, wirkte die Welt um mich herum ein wenig klarer. Für einen Moment glaubte ich sogar, alles sei überstanden und die Wolke vielleicht davongezogen, aber als ich nach oben sah, hing sie noch immer regennass über mir. Bei ihrem Anblick wurde mir ganz mulmig zumute. Dicke Tropfen klatschten auf mein Gesicht. Ich zog die Decke über den Kopf, rollte mich zusammen und wollte nur noch verschwinden, wollte, dass die Wolke sich verflüchtigte und mit ihr die kalte Schwere und die Taubheit. Wie sehr ich das alles hasste! Ich hasste es, in dieser engen Koje zu liegen und mich unter der Bettdecke zu verstecken. Ich hasste es, mit ihr allein zu sein. Tränen der Wut liefen mir über das Gesicht, und mit einem Ruck schlug ich die Bettdecke zurück. Was machte es schon für einen Unterschied? Ob unter oder über der Bettdecke – nass wurde ich so oder so. Der Regen klatschte auf mein Gesicht und vermischte sich mit den Tränen, und nach und nach löste sich etwas von dem Druck in meiner Brust. Mit jeder vergossenen Träne fühlte ich mich leichter.

Ich stand auf und kniff die Augen zusammen. Ein Streifen Licht hatte sich durch das Bullauge in meine Kajüte gekämpft. Ich nahm einen tiefen Atemzug und stellte mir vor, ich würde das Licht in die Lungenflügel einsaugen bis hinunter in die feinsten Kapillaren und meinen ganzen Körper damit erhellen, ein warmes Orange, das alles in mir erleuchtete, bis in die Finger- und Zehenspitzen. Eine wohlige Wärme breitete sich in mir aus. «Ein neuer Tag!» Ich schüttelte die Restanspannung von den Armen und Beinen ab und erinnerte mich an das Versprechen, das ich mir gegeben hatte. Ich würde lernen, mich kennenlernen, und da die Dinge nun mal lagen, wie sie lagen, hieß das wohl auch, die Wolke anzusehen, die mich jetzt schon so lange begleitete. Ich atmete noch einmal tief durch und sah nach oben. Offenbar hatte es der Wolke ebenso gut getan wie mir, alles rauszulassen, nur ein paar wenige Tropfen benetzten mein Gesicht. Sie sah ein wenig verloren aus, wie sie da schwebte, dunkel, das ja, aber nicht mehr bedrohlich. Ich sah genauer hin und entdeckte, dass sich ihre Dunkelheit aus einer Vielzahl von Schattierungen zusammensetzte. Ein Gedanke streifte mich, flüchtig wie der Schaum auf den Wellen des Meeres: Was, wenn die Wolke genauso festsaß wie ich?

In der Küche klapperte Pit mit Töpfen, ansonsten war es noch still, und ein verführerischer Duft strömte durch das Innere der *Merle*. Ich streifte die klamme Kleidung ab. Im Schrank fand ich ein rot kariertes Flanellhemd und einen beigen Wollpullover und schlüpfte hinein. Danach rückte ich die Mütze zurecht, die ich von Helga bekommen hatte und die mir hier draußen auf See gute Dienste erwiesen hatte. Vorsichtig, um niemanden zu wecken, öffnete ich die Tür meiner Kajüte, hörte das Meer. Die Wellen schwappten sanft gegen die *Merle*. Ich stieg die Stufen hinauf, und der salzige Geruch kitzelte mir in der Nase.

Oben an Deck lehnte Kai mit einem Becher Kaffee an der Reling und hielt das Gesicht in die Sonne. Er musste lange vor mir aufgestanden sein. Ich tat es ihm gleich, spürte die Wärme auf der Haut.

«Sieht das Meer heute nicht phantastisch aus?» Kai seufzte und nahm einen Schluck von seinem Kaffee. «Nach einem Sturm ist es hier draußen oft so friedlich – manchmal denke ich, dass nach einem solchen Ereignis nicht nur wir Menschen eine große Erleichterung verspüren, sondern auch die Natur aufatmet.»

Ich wusste, wovon er sprach. Das Meer, der Himmel so klar, die Luft so frisch – alles deutete auf einen Neuanfang.

Kai stieß sich von der Reling ab. «Komm, ich hol dir auch einen Kaffee.» Er ging zum Ruderhäuschen, wo eine Thermoskanne bereitstand. Wie er da so mit seinen schlaksigen Beinen und schwankendem Gang über Deck lief, erinnerte mich dieser große Kerl an einen verspielten Welpen, der noch nicht recht wusste, mit seinen Gliedmaßen umzugehen. Ich wandte mich um und schaute hinaus in die Ferne, beobachtete die Bewegungen des Wassers, sah das Glitzern der Sonne, deren Strahlen sich auf der Oberfläche des Meeres brachen. Über mir zogen die Möwen dahin und bewegten sich im Einklang mit dem Wind. Nach langer Zeit ein Moment der Ruhe. Ich war hier, im Jetzt.

Kais sommersprossiges Gesicht tauchte in meinem Augenwinkel auf. «So, einmal heißer Kaffee zum Wachwerden aus der Kapitänstasse. Die bekommt nicht jeder! Du hast Ole gestern offenbar schwer beeindruckt.»

Ein Gefühl von Stolz breitete sich in mir aus. Ich war über meinen Schatten gesprungen, und das fühlte sich verdammt gut an, noch besser fühlte es sich an, weil die anderen sich mit mir freuten. Ich nahm den Kaffee entgegen, und dieses unvergleichliche Aroma stieg mir in die Nase.

«Was machst du eigentlich so früh hier draußen», fragte ich Kai.

«Das willst du wohl wissen, was?» Er schmunzelte und drehte sich Richtung Meer.

Ich sah ihn an und wartete, doch er ließ mich zappeln. Wollte er mich auf die Folter spannen?

«Okay, okay. Ich verrate es dir.» Er öffnete seinen Parka. Vor seiner Brust baumelte ein Fernglas. «Bald sollten sie zu sehen sein. Ich hab da so ein Gefühl. Meistens liege ich richtig.»

Ich suchte mit den Augen den Horizont ab. Hatte ich etwas übersehen? Das Meer lag friedlich da, nichts regte sich.

«Wer sollte bald zu sehen sein? Da ist doch nichts.»

Kais Augen funkelten vor Freude. «Wale!»

Ich zog die Nase kraus. «Wale? Hier?» Ich lebte schon seit ein paar Jahren im Norden, doch dass es hier auch Wale geben sollte, das war mir neu.

«Ja, Wale! Vor ein paar Jahren sind einige der Tiere sogar vor Hamburg gesichtet worden. Zum Glück haben sie den Weg zurück ins Meer gefunden. Schweinswale waren das. Komischer Name, oder? Dabei haben sie gar keinen Ringelschwanz.» Kai lachte grunzend über seinen eigenen Witz, und das war so ansteckend, dass ich mitlachte.

So standen wir an Deck, in der Ruhe eines kalten klaren Morgens, und schlürften unseren Kaffee. Ich folgte dem Flug der Seevögel, die sich vom Wind tragen ließen und über die glitzernde und spiegelnde Wasseroberfläche glitten, sich hinauftragen ließen in die Weite des Himmels, um dann wieder hinabzusegeln und spielerisch mit den Spitzen der Flügel das Meer zu streifen. Als ich schon dachte, dass es mir eigentlich egal war, ob die Wale sich zeigten, griff Kai nach seinem Fernglas. «Da! Dahinten sind sie.» Er reichte mir das Fernglas und deutete über meine Schulter auf die Stelle, wo er sie gesehen hatte. «Schau!» Und tatsächlich, da waren sie. Ein Wal, nein, zwei, an ihrer kleinen dreieckigen Finne teilte sich das Wasser. Sie tanzten elegant durch die Wellen, und ihre glatte, nasse Haut reflektierte das Sonnenlicht. Mein Herz pochte schneller. Es pulsierte in mir, und mein ganzer Körper kribbelte vor Endorphinen. Mehr als ein leises «Wow» brachte ich nicht heraus.

«Pit, komm raus aus deiner Kombüse», rief Kai. «Die Wale sind da!» Wir hörten, wie die Tür der Kombüse aufschwang und Pit in aller Seelenruhe die Treppe hinaufstiefelte. Er gönnte sich einen Blick durch das Fernglas. *«Magnifique.»* Ganz ruhig standen wir da, die Rufe der Seevögel flogen durch die Luft, als gäben sie einander Neuigkeiten weiter, und leise, ganz leise und in aller Regelmäßigkeit, hörte ich, wie die Wale Wasser ausbliesen, wie sie Atem schöpften, und auch meine Atmung verlangsamte sich. Wann hatte ich zuletzt so dagestanden und einfach nur beobachtet, die Natur auf mich wirken lassen? Das Gefühl einer großen Offenheit erfasste mich. Für den Moment schien alles möglich.

Kai war kurz verschwunden, um irgendetwas zu holen, und Pit und ich blieben allein zurück an der Reling. Ein Grummeln mischte sich unter die Rufe der Vögel und das Rauschen des Meeres. «Dein Magen knurrt ja. Hast du schon etwas gegessen?», fragte Pit, und erst da spürte ich es wieder. Ich hatte einen Bärenhunger.

«Du hast Glück. Zur Feier des Tages habe ich meine selbst gemachten Croissants aufgebacken. Wenn du hier fertig bist, komm einfach runter in die Kombüse. Dann bereite ich dir ein ordentliches Frühstück zu. *C'est bon?*»

«C'est bon!», erwiderte ich. Bei dem Gedanken an buttrige Croissants lief mir das Wasser im Mund zusammen.

Wenig später war Kai wieder an Deck und hielt eine Polaroidkamera in der Hand. «Für die ganz besonderen Momente an Bord», sagte er. «Pit, machst du ein Foto von Lina und mir?» Ich stellte mich neben Kai, und wir legten die Arme um die Schulter des anderen wie zwei alte Freunde. Die Mannschaft, die ich erst seit so kurzer Zeit kannte, hatte mich in ihren Kreis aufgenommen. Sie gab mir das Gefühl, von Herzen willkommen zu sein, trotz der Sorgen und Ängste, die ich im Schlepptau hatte. Nach einer langen Zeit traute ich mich, ich selbst zu sein und mich zu zeigen. «Bitte lächeln», bat uns Pit, ehe er abdrückte und das Bild aus dem Apparat surrte. «Warte, warte!» Er wedelte das Polaroid vorsichtig hin und her. «Sehr schön!» Aber Kai riss es ihm aus den Händen und zeigte es mir: zwei noch etwas verschlafene Gesichter, gerötet von der morgendlichen Kälte, die fröhlich um die Wette grinsten. Dahinter das Meer, von der Sonne in warme Töne getaucht. Es war ein wirklich schönes Bild, und es dauerte einen Moment, ehe ich es bemerkte. Meine Wolke, sie war kaum zu sehen.

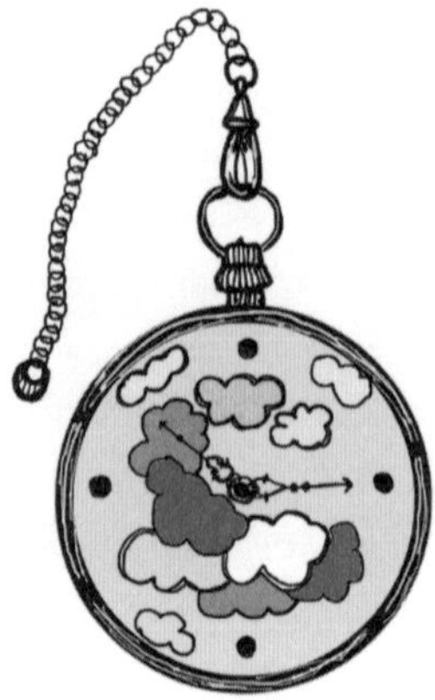

Der Sturm ist nicht dein Feind,
er ist eine Herausforderung,
die dich näher zu dir selbst bringt.

18

Die Tage auf der *Merle* vergingen nach dem Sturm wie im Fluge. Kaum war die Sonne aufgegangen, stand ich auf. Mal schlüpfte ich aus meiner Koje, mal musste ich mich regelrecht herausquälen, um mich meinen Aufgaben zu widmen, aber ich schaffte es fast immer, und ehe ich mich's versah, versank die Sonne am Horizont, funkelten wieder Abermillionen Sterne am Himmel. Zwischen die dunklen Tage mischten sich öfter auch die guten, an denen ich einen Weg fand, mit meiner Wolke zu leben, ohne dass sie so viel Raum einnahm. Nach dem Sturm hatte sich die ganze Mannschaft zusammengesetzt, um zu besprechen, wer welche Aufgaben übernahm. Alle hatten bereits ihre Rolle an Bord, doch ich musste noch eingeteilt werden. Helga fragte mich, was ich am liebsten machen würde oder was mir läge.

Mein Wünschen und Wollen war so tief in mir vergraben, dass es mir zuerst schwerfiel zu erspüren, was das sein könnte, und ich hatte Sorge, mich auf etwas festzulegen, um dann zu bemerken, dass es vielleicht doch nicht das Richtige war. Ich wollte mich aus dieser Bewegungslosigkeit befreien und dachte an den Satz, den Ole in einem Gespräch erwähnt hatte: «Triff so viele kleine Entscheidungen wie nur möglich. Probiere etwas aus. So kannst du herausfinden, wer du bist, und schreitest voran. Oft stehen wir uns mit unseren Grübeleien im Wege, obwohl wir die Antworten eigentlich schon in uns tragen.» Also schloss ich für einen Moment die Augen und sah es dann vor mir. Die Arbeit in der Kombüse bei Pit hatte mir Spaß gemacht, im Bauch der *Merle* war es wohlig warm und gemütlich, und das sinnliche Arbeiten in kleinen Schritten gab mir Sicherheit und Halt. Umgeben von Gerüchen, Farben und so vielen Geschmacksrichtungen fühlte ich mich mehr im Einklang mit der Welt als irgendwo sonst. Die Entscheidung war gefallen. Ich würde Pit jeden Morgen dabei helfen, das Frühstück für die Mannschaft zuzubereiten. Nachdem ich diese erste kleine Entscheidung getroffen hatte, fiel es mir leichter, meine Wünsche zu äußern. Den Rest meiner Zeit wollte ich mit Wetterkunde bei Kapitän Ole und Helga im Ruderhäuschen verbringen und ein paar Stunden mit Kai, um ihm bei Ausbesserungsarbeiten zur Hand zu gehen. Zwei Stunden am Tag hatte ich frei, und ich würde diese Zeit nutzen, um mich von meinem Gefühl leiten zu lassen und nur das zu tun, wonach mir war – das erschien mir als eine der schwierigsten Aufgaben, die ich mir vornahm. Ich war nicht gerade geübt darin, auf mich zu achten und für mich selbst zu sorgen, doch es war an der Zeit.

Die Tage, so hatte ich den Eindruck, folgten auf der *Merle* in einem anderen Rhythmus als die Tage an Land. Es gab immer etwas zu tun, aber auch weniger Ablenkungen, weniger Möglichkeiten auszuweichen.

In den Pausen genoss ich mit der Mannschaft die Freiheit auf See, die sich nach dem Sturm von ihrer freundlichen Seite zeigte. Meine Tage waren angefüllt mit kleinen

Herausforderungen. Mit Pit bereitete ich jeden Tag eine kleines Extra zum Frühstück und Stärkungen für zwischendurch zu, mal gab es Pilzomlette, dann wieder aufgebackene Brötchen, Crêpes Suzette oder Haferbrei mit Früchten, und währenddessen erklärte er mir, worauf es beim Kochen ankam. «Ein Gericht muss immer ausbalanciert sein, damit es begeistert. Etwas Säure, etwas Süße, etwas Salz, etwas Schärfe! Dann berührt es das Herz. Es hat diese – wie sagt man noch? –, diese Lebendigkeit.»

Ich hatte Freude daran, mit ihm zu kochen. An etwas zu arbeiten, lenkte den Fokus auf den Moment und verschaffte mir Pausen, in denen ich nicht mit meinen Gedanken und Sorgen beschäftigt war. Beim Abschmecken sollte ich intuitiv wählen, was noch fehlte. Gewürze und Kräuter gab es genügend an Bord, und so probierte ich mich durch die kleinen Gläschen, die Pit in dem Regal in der Kombüse aufgereiht hatte. Es ist erstaunlich, wie viele kleine Details so ein Gericht ausmachen und dass es für manche Speisen wiederum nur sehr wenig braucht. Sie glänzen durch ihre Einfachheit.

«Auch wenn man immer dieselben Zutaten verwendet, schmeckt es jedes Mal ein bisschen anders», meinte Pit. Beim Kochen sei es wichtig, auf sein Gefühl zu vertrauen und sich Zeit zu lassen. Er war sehr bestimmt, wenn es darum ging, was eine gelungene Mahlzeit ausmachte. Die besten Gerichte seien entweder solche, die stundenlang vor sich hin gekocht hätten, oder solche, die aus einer spontanen Eingebung heraus entstünden, erläuterte er mit tanzendem Schnurrbart. «Die meisten guten Dinge im Leben brauchen Zeit. Was man in aller Ruhe und mit Langmut angeht, wirkt nach.»

Diese Weisheit gefiel mir besonders gut, und ich dachte an die Fortschritte, die ich an Bord machte. Mit jedem neuen Sonnenaufgang ging ich zuversichtlicher in den Tag, selbst wenn mir das Einschlafen unter der Wolke nicht immer gelingen wollte. Dennoch: Ich ließ sie nicht mehr über mich entscheiden, versuchte vielmehr, hinzunehmen, dass ich am nächsten Tag etwas mehr Ruhe brauchte als sonst, aber meine Routinen beizubehalten. Ich nahm mein Leben Schritt für Schritt wieder in die Hand, auch wenn es öfter schwer war und ich mich immer wieder motivieren musste. Ich fasste Vertrauen in mich selbst.

Nur noch selten rumorte die Wolke über mir so laut, dass ich kaum noch etwas um mich herum wahrnahm. Anfangs konnte ich meine Verzweiflung in solchen Momenten kaum in Worte fassen. Doch die Mannschaft war für mich da. Mal war es Helga, mal Kapitän Ole, die sich zu mir setzten und mir zu verstehen gaben, dass auch diese Phase vorübergehen würde. Und je öfter wir das taten, desto häufiger gelang es mir, Worte zu finden, wenn es mir nicht gut ging und ich ein offenes Ohr brauchte. Oft sprachen wir dann über unsere Gedanken, manchmal schwiegen wir, allein ihre Anwesenheit erleichterte es mir, die Wolke zu ertragen. Sie stand so nicht mehr im Mittelpunkt.

Spätestens nach dem schweren Sturm, den wir gemeinsam überstanden hatten, glaubte ich immer mehr daran, dass man eine Menge bewältigen konnte, wenn man bereit war, hinzusehen, statt sich abzuwenden. Was wäre wohl passiert, wenn wir aus Angst den Sturm einfach ignoriert und keine Vorkehrungen getroffen hätten? Wenn wir die Augen verschlossen und gehofft hätten, es würde schon alles gut gehen? Daran mochte ich nicht denken. Doch genau das hatte ich getan, als die Wolke aufgetaucht war. Ich hatte mir nicht anders zu helfen gewusst. Ich hatte die Augen verschlossen und so getan, als wäre sie nicht da, hatte darauf gehofft, sie würde auf diese Weise verschwinden.

Während der Stunden mit Kapitän Ole, in denen wir über Wetterkunde sprachen, meinte er, dass man mit jedem Sturm umgehen könne, sah man ihn nur direkt an: «Wir können uns dem Sturm stellen, wir können Vorkehrungen treffen und uns darauf besinnen, was bei einem Sturm zu tun ist. Wenn wir es vergessen haben, können wir andere um Rat und Hilfe bitten.»

An einem der letzten Abende auf See blickte ich in meiner Kajüte in den Spiegel und sah meine Wolke an. Sie wirkte etwas lichter. In den letzten Tagen hatte sie immer weniger Raum eingefordert, erschien mir weniger bedrohlich. Ich musterte sie. Es war okay, dass sie noch da war. Ich wusste immer besser, was ich tun konnte, wenn sie sich in den Vordergrund drängte. Ich sagte ihr, dass ich sie nicht länger ignorieren würde, dass ich sie als Teil meines Lebens verstand. Denn sie spielte eine Rolle in meinem Leben, das war nicht zu leugnen, aber es war nicht die Hauptrolle. Durch die Wolke hatte ich eine Menge über mich und über das Wetter gelernt. Wetter, das wandelt sich, das zieht auf und zieht weiter, und mit diesem Wissen konnte ich mit der Anwesenheit der Wolke besser umgehen.

In einer der letzten Nächte auf See schlief ich schnell ein, träumte von meinen Freunden und wie wir gemeinsam über Wolken tanzten und uns von ihnen über die Welt tragen ließen. Wo es uns gefiel, setzten uns die Wolken ab, und wo immer unsere Füße den Boden berührten, taten wir das, wonach uns der Sinn stand. Es war ein so leichter Traum, und ich nahm mir fest vor, mich bei ihnen zu melden, sobald ich von meiner Reise zurück war.

Helga, Ole, Pit und Kai hatten mir gezeigt, wie wertvoll es ist, unter Menschen zu sein, die man liebt, und wie widerstandsfähig ein Schiff sein kann, wenn alle einander helfen.

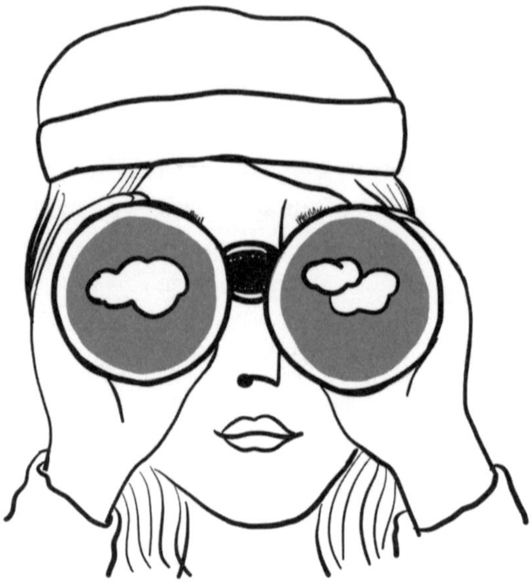

Nur wer sich immer wieder auf die Reise begibt,
findet überall ein kleines Stückchen Heimat.

19

Als wir uns dem Ziel der Reise näherten, war ich furchtbar gespannt, was mich erwartete. Die Mannschaft hatte seit Tagen von der Insel geschwärmt. Sie habe etwas Magisches. Wenn man einmal dort gewesen sei, zöge es einen immer wieder dorthin zurück.

Als wir sie in der Ferne endlich ausmachten, war die Freude an Bord groß. Je näher wir herankamen, desto klarer zeichnete sie sich in ihrer ganzen Pracht vor dem Horizont ab. Hoch oben über der Insel thronte ein Leuchtturm. Ein breiter Strand säumte die Steilfelsen. Wo sie in eine weit geschwungene Bucht ausliefen, hatte der Wind Dünen angeweht. Der Sand war fein und hell und ging nahtlos in das Blau des Wassers über. Wie es wohl wäre, barfuß darüber zu spazieren? Ich konnte mich kaum sattsehen und schrieb dieses Bild in mich ein, damit ich den Anblick nie wieder vergessen würde. Mein Herz füllte sich mit Dankbarkeit.

Helga trat zu mir an die Reling und reichte mir ein Fernglas. Ich sah hindurch. Am Ufer konnte ich ein älteres Pärchen erkennen, das gemeinsam über den Strand spazierte. Sie blieben stehen, legten die Hand über die Augen und sahen zu uns herüber. Ein großer langhaariger Hund jagte den Möwen hinterher, die wie weiße Fähnchen im Wind segelten.

«Ich freu mich schon auf die Fischsuppe, die es in der Schenke im Hafen gibt», rief Kapitän Ole. «Eine warme Suppe im Bauch und endlich festen Boden unter den Füßen, mehr brauche ich heute nicht.»

Als wir in den Hafen einfuhren, wurden wir schon erwartet. Auf der Mole stand das Paar, das ich durch das Fernglas gesehen hatte, und winkte uns. Ihre Gesichter waren wettergegerbt, und um ihre Augen lagen wie in einem Kranz unzählige Lachfalten. Der Hund sprang aufgeregt an der Frau hoch, die ihn zu beruhigen versuchte, was ihr offensichtlich misslang. Das Tier lief schwanzwedelnd zur Spitze des Anlegers, warf sich in Pose und sandte ein lautes Begrüßungsbellen zu uns hinaus. Helga lachte. «Bolle, mein lieber Junge», rief sie. «Das sind Hannelore und Rüdiger», sagte sie an mich gewandt. Sie zog ein Stofftaschentuch aus dem Ärmel und winkte übermütig. «Es gibt niemanden, der sich besser mit so einem ollen Kahn wie der *Merle* auskennt. Von diesen beiden kann sogar Kai noch etwas lernen.»

Kaum hatten wir angelegt, lief Letzterer auch schon die Mole runter. «Booooollllleeeee, alter Freund.» Der struppige Hund sprang ihm mit Anlauf in die Arme, so außer sich vor Freude, dass er Kai umwarf, der das lachend hinnahm und sich von dem Hund abschlecken ließ.

Nach Tagen auf See verließ ich das Schiff und spürte wieder festen Boden unter den Füßen. Es war ein komisches Gefühl. Ich hatte mich an das Schaukeln der *Merle* gewöhnt, und bei meinen ersten Schritten an Land war ich noch etwas wacklig auf den Beinen.

Zusammen mit Kapitän Ole vertäute ich den Kutter. Mit jeder Welle rempelte die *Merle* sanft gegen die Mole. Sie sah ein wenig erschöpft aus, mitgenommen von dem Sturm, aber irgendwie auch zufrieden, als würde sie sich für ein wohlverdientes Nickerchen bereitmachen. Bei ihrem Anblick überkam mich eine Welle der Zuneigung. Sie war in den letzten Tagen mein Zuhause geworden, hatte mir den Schutz geboten, den ich in mir selbst nicht mehr gefunden hatte. Ich hatte sie kennengelernt und mich, so gut es ging, um sie gekümmert. Ich hatte ihr gelauscht, dem Knarzen und Quietschen, und sie hatte die Mannschaft und mich sicher durch den Sturm getragen.

«Scheiden tut weh», flüsterte Helga mir zu und hakte sich bei mir unter. Wir wandten uns zum Gehen. Es war an der Zeit, den nächsten Schritt zu tun und dann den nächsten. Einen nach dem anderen.

Hannelore kam uns das letzte Stück entgegen. Sie breitete die Arme aus und zog mich gleich mit in eine feste Umarmung. «Herzlich willkommen, ihr beiden! Es ist wieder viel zu lange her, Helga! Und wen habe ich hier noch im Arm?»

«Lina», stotterte ich, nachdem Hannelore uns einmal von sich gestreckt und dann wieder an sich gedrückt hatte.

«Ole hat uns über Funk informiert, dass er Verstärkung mitbringt. So etwas habe ich auch lange nicht erlebt: dieser Sturm – aus heiterem Himmel. Wir sind heilfroh, dass ihr sicher übergekommen seid.»

Wir standen noch eine Weile alle zusammen auf der Mole und plauderten, tauschten Geschichten von den

Ereignissen auf See und zu Lande aus, bis Ole uns an die Fischsuppe erinnerte und wir zur Hafenschenke aufbrachen. Bolle war längst zurück an den Strand gerannt und buddelte glückselig im Sand. Bevor wir die kleine Hafenschenke betraten, nahm der Kapitän mich zur Seite.

«Ich habe noch etwas für dich.» Er zog einen Brief aus der Jacke. «Von Leo. Ich sollte ihn dir erst bei unserer Ankunft geben.» Umständlich strich er das Papier glatt. «Wollte nicht, dass er nass wird», schob er hinterher. «Deshalb habe ich ihn lieber bei mir getragen.» Ich sah auf den ölverschmierten Umschlag hinunter und brachte kein Wort heraus. Wie Bilder, flüchtig hingeworfen, tauchten Erinnerungen vor mir auf: die erleuchtete *Merle* im Nebel, Tausende funkelnde Lichter am nächtlichen Himmel, Kais ölverschmierte Hände, die Wolke auf meinen Schultern, Helga, die am Ruder stand und uns sicher durch den Sturm manövrierte, Kapitän Ole, der auf der Bank vor dem Ruderhäuschen saß und seine Pfeife schmauchte, wir alle rund um den schweren Holztisch in der Kombüse und immer wieder das Meer – mal wild und dunkel, schäumend, dann klar und weit, glatt wie ein Spiegel. Und darunter mischten sich Erinnerungen an die Zeit vor der Reise, die wie aus einem Nebel aufstiegen. Ein unangenehmes Flattern breitete sich in meinem Magen und dann weiter in meine Brust aus, die Wolke sank etwas tiefer. Die Wochen vor der Reise hatten mein Leben erschüttert, hatten mich erschüttert. Was würde nun kommen? Wie würde es weitergehen? Ich atmete tief ein, schloss die Augen, spürte nach. Da war noch etwas, das sich wie Tau über die Angst legte, zerbrechlich und frisch. Es war Neugierde, auf dieses wilde, seltsame Leben.

Die Tür schwang auf, und ein Fischer trat heraus. Aus der Schenke perlte Kais Lachen. Geschirrgeklapper und Gesprächsfetzen mischten sich darunter und holten mich zurück ins Hier und Jetzt. Ich sah Kapitän Ole an.

«Falls du einen Ort zum Lesen suchst – am Leuchtturm habe ich schon oft gesessen und mein Pfeifchen geraucht. Das Ende einer Reise – der Anfang einer Reise.»

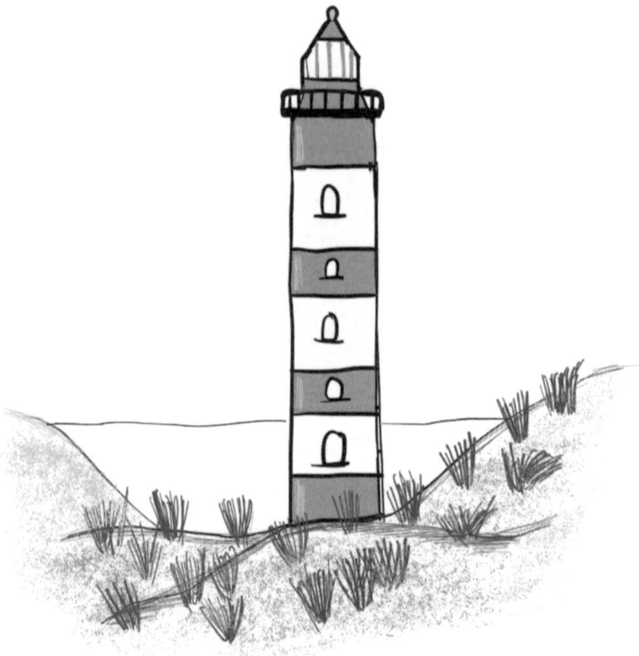

Du bist nicht allein,
denn ich bin immer bei dir,
auch dann, wenn du mich nicht siehst,
so sollst du doch wissen,
dass ich stets ein Bild von dir
in meinen Gedanken trage.

20

Der Pfad führte entlang der Steilküste zum Leuchtturm hinauf. Meine Füße trugen mich dem Ziel Schritt um Schritt entgegen. Vom Meer her wehte ein starker Wind, die kalte Luft füllte meine Lungen. Ich lehnte mich gegen ihn, spürte seine Kraft. Die Magie dieser Insel, jetzt verstand ich, was die anderen damit meinten.

Zuerst hatte der Pfad noch durch wildbewachsene Dünen geführt, bei jedem Schritt war ich mit den Füßen in den weichen Boden gesunken, hatte der Wind den Sand über die Steine geweht, bis er sich am Strandhafer verfing. Weiter oben wurde der Weg steiler, der Untergrund fester, und von Zeit zu Zeit hinterließ die Gischt einen kühlenden Film auf meinem Gesicht. Immer wieder hielt ich inne, nahm die Bilder in mich auf: die Küstenlandschaft, das Meer, den Himmel und die eilig dahinziehenden Wolken.

Und dann konnte ich ihn sehen, den Leuchtturm. Er war rot-weiß gestreift, wie ein König thronte er über der Insel. Ich näherte mich ihm und glitt mit den Händen an der Wand entlang, umrundete das hochaufragende Gebäude, bis ich wieder am Ausgangspunkt anlangte. Vor dem Leuchtturm stand eine Bank, ich setzte mich und sah auf das Meer hinaus. Dort draußen war ich tagelang unterwegs gewesen. In den Wellen hatte ich meine Freiheit zurückerobert und Hoffnung geschöpft. Die Wolke, sie war noch da, doch sie war anderen Gedanken gewichen, hatte Platz gemacht für alles andere, was in mir lebte, was ich war, was ich werden könnte. Ich wusste nun, dass sie wieder verschwinden würde, ich wusste auch, dass wieder Tage kommen konnten, an denen sie mich begleitete. Diese Reise hatte mich gelehrt, dass alles im Wandel war, Ebbe und Flut kamen und gingen, Nebel lichtete sich, auf die Nacht folgte der Tag und auf jeden Sturm ein neuer Morgen. Derart in Gedanken versunken, hätte ich fast vergessen, weshalb ich zum Leuchtturm hinaufgestiegen war. Ich löste die Kordeln meines Rucksacks und zog den Brief hervor, den Kapitän Ole für mich aufbewahrt hatte, öffnete den Umschlag und faltete das Papier auseinander.

Liebe Lina,

wenn du diesen Brief in Händen hältst, hast du den Schritt gewagt und dich auf die Reise gemacht, und vielleicht bist du dir auf dieser Reise selbst ein Stück nähergekommen. Ich hoffe, es geht dir gut, und bin in Gedanken bei dir.

Vielleicht hast du es ja schon geahnt. Ich habe dich aus einem bestimmten Grund gebeten, an Bord der *Merle* zu gehen. Ich konnte sie sehen, die Wolke, wie sie dein Leben veränderte, wie sie dich veränderte und wie du dich immer mehr zurückgezogen hast, immer weniger greifbar warst. Ich wusste es tief in meinem Herzen, denn dort hast du einen Platz.

Auch mich begleitet von Zeit zu Zeit eine Wolke. Eines Tages war sie einfach da. Ich dachte damals, niemand außer mir würde sie sehen, wenn ich mich nur bemühte, sie vor anderen zu verbergen, mich zu verbergen. Bloß nicht aus der Rolle fallen! Aber jene, die mir nahe waren, spürten, dass irgendetwas anders war. Damals lag alles im Dunkeln. Doch damals ist Vergangenheit. Jetzt sieht die Welt so anders aus.

Es war mein Vater, der mich immer wieder ermutigte, die Dinge in die Hand zu nehmen, rauszugehen, etwas zu verändern. Er war hartnäckig, was ich ihm hoch anrechne. Dennoch musste ich den Schritt selbst wagen, und das tat ich. Eines Tages packte ich meine Sachen, ging runter zum Hafen und heuerte auf der *Merle* an.

Helga und Ole wussten gleich, dass ich einer von ihnen war. Auch sie kennen diese Tage, an denen alles im Nebel liegt und man sich selbst darin zu verlieren droht. Sie kennen sich aus mit Stürmen und schiffbrüchigen Menschen. Und sie haben es so oft erlebt: Wir können den Sturm überstehen. Auf der *Merle* war ich nicht mehr allein mit meinen Sorgen, und ich verstand, dass ich es vielleicht nie gewesen war. Wie viele von uns gehen durchs Leben und fürchten sich davor, sich mit ihren Ängsten und Sorgen zu zeigen? Wie anders wäre es, wenn wir den Mut finden würden, uns einander anzuvertrauen?

Dieses Schiff, die *Merle*, ist nicht nur ein oller Kutter. Es hat dich getragen auf deiner Reise zu dir selbst, zu all deinen wunderschönen Seiten, die unter der Wolke verborgen lagen und von denen du dachtest, es gäbe sie nicht mehr: deine Freude, deine Hingabe, die Stille in dir, deine Tiefe und auch deine Trauer, deine Wut und deine Furcht. Und in allem – die Hoffnung.

Meine Wolke, sie ist immer wieder zu Besuch. Doch irgendwann ist der Himmel wieder klar, frischt der Wind auf, sind wir bereit für Veränderung. Das sind die Zeiten, die wir uns in Erinnerung rufen können, wenn es dunkel und neblig ist, wissend, dass nach jedem Unwetter, wie schlimm es auch sein mag, ein klarer heller Himmel auf uns wartet. Bisher war es immer so. Ich hoffe, du wirst die Zeit auf der *Merle* nie vergessen. Wenn du nach Hause kommst, warte ich auf dich. Ich bin für dich da – bei Sonne, bei Regen, bei Sturm, bei Gewitter, mit Wolke oder ohne!

In tiefer Freundschaft
dein Leo

Meine Augen füllten sich mit Tränen, doch dieses Mal waren es nicht Tränen der Trauer. Freude erfüllte mein Herz, Leos Worte hatten mich berührt. Ich blieb noch eine Weile dort sitzen. Eine Reise lag hinter mir, und sie hatte mir Zuversicht geschenkt. Ich wusste, es ginge weiter, auch wenn ich den Weg noch nicht kannte. Ich hatte Lust, wieder in See zu stechen und zu erfahren, was dieses Leben noch alles für mich bereithielt. Die dunklen Tage, da war ich mir sicher, ich würde auch sie überstehen.

Nachwort

Wo die Reise auf der *Merle* für Lina hinführen sollte, das war mir zu Beginn noch nicht klar, doch ich wusste gleich, dass es mir wichtig war, eine Geschichte zu erzählen, die nichts verspricht. Deshalb erzähle ich in diesem Buch, wie es mir selbst ergangen ist, wissend, dass jeder Mensch seine eigene Geschichte mit sich trägt und wir alle einzigartig und unvergleichlich sind. Linas Wolke verschwindet nicht von heute auf morgen, doch sie lernt, wie sie mit ihr umgehen kann, indem sie die Wolke ansieht.

Jeder Mensch braucht andere Menschen, jeder Mensch braucht ein offenes Ohr, braucht Liebe und Zuwendung. Leider ist es oft so, dass wir anderen unsere Last nicht aufbürden wollen, aus Angst, dass das Gepäck zu schwer ist. Doch Lina erfährt, dass andere Menschen, die sie vorher nicht einmal kannte, sie so annehmen, wie sie ist, auch mit trüber Stimmung und einer schweren Wolke, die über ihr schwebt. Es lohnt sich, zu vertrauen und Hilfe anzunehmen, wenn man auf schwankendem Boden steht – schließlich tun wir das alle von Zeit zu Zeit. Einfach zu sagen, wie man sich fühlt, ohne eine Erklärung oder Lösung dafür finden zu müssen, kann so befreiend sein. Natürlich kann auch ich Linas Geschichte gut nachvollziehen. Wir teilen viele Erfahrungen. Auch ich trage eine Wolke mit mir herum, weshalb es mir wichtig war, eine Geschichte darüber zu schreiben. Seit meinem dreizehnten Lebensjahr leide ich unter wiederkehrenden Depressionen, die so manches Jahr verdunkelt haben. Ohne professionelle Hilfe (in meinem Fall eine Kombination aus Psychotherapie und Medikation) und die Liebe anderer Menschen hätte ich es wahrscheinlich nicht geschafft, diese Zeiten durchzustehen. Nur die wenigsten können so etwas alleine bewältigen. Es ist keine Schande, um Hilfe zu bitten, wenn man sie braucht. Im Gegenteil: Es ist klug und stark!

In den dunklen Phasen des Lebens eine liebende Familie oder Freunde um sich zu haben, ist wunderbar, doch manchmal, da braucht man eine eigene Mannschaft, braucht Menschen, die selbst Erfahrungen mit der Wolke gemacht haben und die ihre Erfahrungen mit uns teilen. Da braucht man Fachfrauen und Fachmänner, die ausgebildet wurden, in solchen Fällen zu helfen, auf einer ganz anderen Ebene, als es unsere Lieben könnten. Von ihnen und mit ihnen können wir lernen, unser Leben selbst in die Hand zu nehmen und mit den Herausforderungen der dunklen Tage im Leben umzugehen.

Auch meine Protagonistin wusste anfangs nicht, wie sie ihrer Wolke begegnen sollte. Sie hatte Glück, dass ihr Freund, der selbst Erfahrungen mit der Wolke gemacht hatte, für sie da war und ihr einen entscheidenden Hinweis geben konnte.

Es ist ganz normal, dass man nicht weiß, wer oder was helfen kann, wenn man zum ersten Mal mit einer schweren Krise konfrontiert ist. Und es gibt einige Stellen, an die man sich wenden kann, wenn man Hilfe und Rat oder eine erste Einschätzung braucht. Eine Übersicht bietet die Stiftung Deutsche Depressionshilfe auf ihrer Website. Wie gesagt, es ist klug, sich zu erkundigen und zu informieren. Es ist wichtig! Alles Weitere ergibt sich dann. Und das Schöne ist doch: Jede Erfahrung birgt die Möglichkeit, zu wachsen und dem Menschen, der wir sein wollen, näher zu kommen.

Ich wünsche mir, dass Linas Reise, es ist natürlich eine innere Reise, inspiriert und aufzeigt, was wichtig ist im Leben, wenn so vieles über einem zusammenbricht. Manchmal merkt man erst dann, worauf es wirklich ankommt.

Den Namen Lina habe ich in Gedenken an meine Urgroßmutter gewählt, die diesen Namen trug.

Von Herzen alles Liebe
Clara Louise

DANK

Ich möchte ich mich von ganzem Herzen bei einigen Menschen bedanken, die mir bei der Entstehung dieser Geschichte zur Seite gestanden haben.

An erster Stelle danke ich meiner Lektorin Antje Röttgers, mit der ich in einem Café in Hamburg über die Buchidee und unsere Erfahrungen mit den dunklen Tagen im Leben gesprochen habe. Danke, Antje, dass du mir so tatkräftig zur Seite gestanden und mir dabei geholfen hast, diese Geschichte so leicht und ausdrucksstark zu erzählen. Es freut mich von Herzen, mit dir zusammenzuarbeiten.

Mein Dank gilt auch dem Rowohlt Verlag, der mir die Gelegenheit gegeben hat, meine erste Kurzgeschichte zu schreiben, und an die Relevanz von Lina und ihrer Geschichte geglaubt hat.

Ich danke meinen Liebsten, mit denen ich immer wieder über das Schreiben dieses Buches sprechen konnte und die mir die Zuversicht gegeben haben, dass ich es schaffen würde, diese Geschichte zu erzählen. Danke, Pascal, Laura, Oliver, David, Mama und Papa.

Danke auch an alle Psychologen und Psychologinnen, Ärztinnen und Ärzte, die sich für diesen wichtigen Beruf entschieden haben und Menschen im Umgang mit ihrer Wolke helfen.

Zu guter Letzt danke ich meinen Leserinnen und Lesern, die mir ein großes Vertrauen in mich selbst und meine Geschichten geschenkt haben und die mich täglich dazu motivieren weiterzuschreiben. Es ist mir eine Ehre.

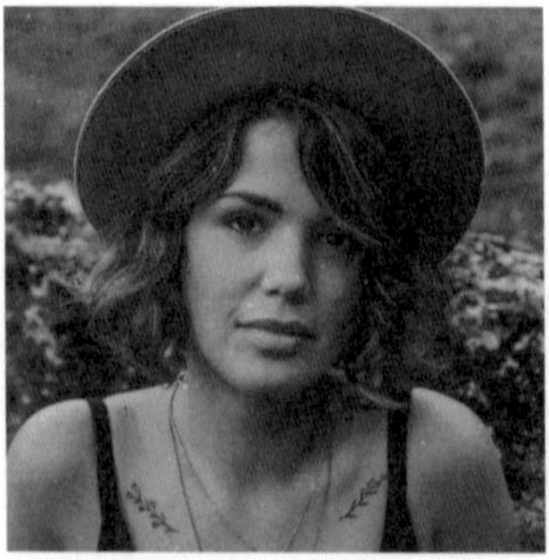

© Anna Theresa Lohninger

Clara Louise, geboren 1992, schreibt, schon seit sie denken kann, berührende Gedichte und Aphorismen. Mit sechzehn Jahren zog es die Singer-Songwriterin und Dichterin der Liebe und der Musik wegen nach Salzburg, wo sie noch heute lebt und arbeitet. Neben ihren gefühlvollen Folk-Alben veröffentlicht Clara Louise illustrierte Gedichtbände, in denen sie vom Auf und Ab des Lebens schreibt, und berührt damit Tausende Leserinnen und Leser in ganz Deutschland.